U0273111

孕妈必知

张宇小儿推拿速效秘方集

张宇　王慧鸽　编著

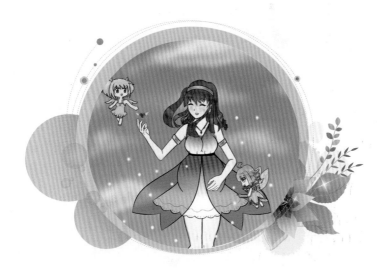

中国中医药出版社
·北京·

图书在版编目（CIP）数据

孕妈必知 / 张宇，王慧鸽编著 . —北京：中国中医药出版社，2017.8

ISBN 978 - 7 - 5132 - 4291 - 2

Ⅰ . ①孕… Ⅱ . ①张… ②王… Ⅲ . ①孕妇—妇幼保健—基本知识 Ⅳ . ① R715.3

中国版本图书馆 CIP 数据核字（2017）第 140868 号

中国中医药出版社出版

北京市朝阳区北三环东路 28 号易亨大厦 16 层

邮政编码　100013

传真　010 64405750

廊坊市三友印务装订有限公司印刷

各地新华书店经销

开本 880 × 1230　1/32　印张 5.5　字数 123 千字

2017 年 8 月第 1 版　2017 年 8 月第 1 次印刷

书号　ISBN 978 - 7 - 5132 - 4291 - 2

定价　48.00 元

网址　www.cptcm.com

社长热线　010-64405720

购书热线　010-89535836

侵权打假　010-64405753

微信服务号　zgzyycbs

微商城网址　https://kdt.im/LIdUGr

官方微博　http://e.weibo.com/cptcm

天猫旗舰店网址　https://zgzyycbs.tmall.com

如有印装质量问题请与本社出版部联系（010 64405510）

版权专有　侵权必究

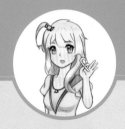

　　撰写本书的初衷是见到太多无辜的孩子，由于孕妈和家人的无知，在孕期的一些错误做法，导致了孩子出生后残疾或出现疾病，本来可以避免的人间沧桑发生了。例如，孕40周单胎，没有做过孕检，孕妈孕期时总生气，孩子出生后没长眼睛，诸多等等，不仅给家庭带来了困扰，更给宝宝带来痛苦。既然你想要宝宝，请要个健康的，孕妈必须要知道的知识尽在本书中。本书指导你如何备孕，如何孕育生命，如何顺利生产，产后如何护理，如何发奶、断奶，产后如何美容、瘦身，如何防止产后脱发，孕前、孕期、产后每个阶段的常见病如何从容应对等。

　　小儿推拿的精华被遗失在民间太久，不被世人所了解。如果了解小儿推拿的特殊功效，你不得不被古人的智慧所折服，我们的祖先太厉害了，不打针不吃药，他们是如何发明经络穴位防病治病的各种妙法的？好吧，让我们传承下去才不愧对祖先！

　　小儿推拿的功效很好，但世上没有一种疗法是完美的。根据自身的状况选择适合的方法，不走极端，自己把握幸福。健康路上我们不断摸索实践，什么情况用单一的方法应对，什么状况用多种方法相结合调理，经验在这里呈献。

　　民以食为天，如何吃才能不生病？随着食物的花样繁多，如何科学饮食已经被人们所忽视。我们每天必须摄入食物，为生命提供能量，但是慢慢演变成胡吃海塞，从小塞到大，吃出了太多亚健康人群，本书详细告诉你如何吃出健康。

也有很多人不知道心情、作息会影响健康，本书一一为你讲述。其实，不良情绪和不良作息，对生命质量的影响非常大。

有人说每天特累，我要说的是常年病更累。不保养，病可是来势汹汹哦！保养从什么时候开始？从孕前就开始，把身体调理好，多给宝宝精华之气。孕期出现了问题赶紧调理，以免对胎儿造成影响。产后身体虚弱也要好好休养，不然痛苦绵延不断。不让疾病严重的聪明做法是趁早调理，自己才是生命的主宰。

本人根据多年的临床经验，独创的小儿推拿疗法对大人、孩子的效果都很棒，调理好气血，预防畸形和重病的发生，经验效方在此奉献给需要帮助的人。

为了不让穴方号重复而出现混乱，编排规律是：1～118号是本人课堂上教授的穴方号；119～277号是本人所著《一推就好》中的穴方号；278～355号是本书《孕妈必知》中的穴方号；356～390号是本人所著《育儿必知》中的穴方号。

感谢王慧鸽医师审定全稿。

书中所有的插图、漫画都由我18岁的女儿夏昊萱亲自设计、执笔，女儿也希望为宝妈们顺利创造生命奇迹尽微薄之力。

宝妈们健康了，就是我最快乐的人生事。愿书中的方法能够为你解忧，孕妈宝典在此奉上。

张宇
2017年6月

目 录

基础知识篇

孕前篇

孕期篇

生产宝宝篇

产后月子篇

宝妈断奶、美容、瘦身篇

附篇

基础知识篇

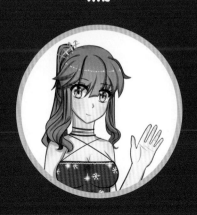

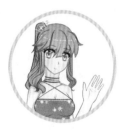

✑ 认识小儿推拿

提起"推拿"，老百姓往往会认为是用胳膊肘点压，双手很用力地操作，让人疼得受不了，不敢让孩子做，这是误区。实则不然，真正的推拿是不会追求疼的，是以舒服为度来畅通气血的。小儿推拿多作用在手和前臂上，操作轻柔，不能让宝宝感觉到疼，是一种效果显著的绿色疗法。更值得推广的是，刺激小儿推拿的穴位不仅对孩子纷繁复杂的疾病有疗效，对大人的各种病症也显效迅速。

小儿推拿能好病原理：大人和孩子的身体平衡、健康都基于经络的气血正常运行。气是能量，血是营养物质，营养物质可以转化为能量，能量可以促进产生更多的营养物质，能量带动营养走遍全身，为身体的功能提供保障，所以能量和营养互为依赖，并行协作，期间身体任何一个环节的能量、营养出现问题，都会表现为病。能量、营养就是气血，来源于脾胃。脾胃因为各种原因受到影响而功能不佳时，会影响气血的生成，全身少了气血的濡养，功能就不好，病就出来了，所以保护气血源源不断地生成至关重要。怎么能好病呢？首先要寻找病的来路，原因找对了，还要找对回路，身体才能恢复平衡，病自然就消失了。

修复身体受损的经络，前提是要学会调理身体的方法，知道身体运行的规律，什么情况下会导致疾病的发生，平时怎么做能不让自己生病，病了怎么能好起来，除了生活保养外推拿如何纠正经络失衡。推拿好病的前提是辨证正确，辨证就是搜集身体各

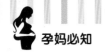

方面的信息，然后进行分析归类，判断身体是热了还是寒了，还是阴虚缺阴液了，然后根据判断结果选取相对应的穴位进行调理。只要辨证对了，穴位用对了，推拿手法对了，坚持调理，注意忌口，好起来是必须的。

六种推拿手法

推拿手法非常重要，如果说辨证是打基础，推拿手法的准确性可比喻为盖高楼，保证高楼的质量就要注意忌口。所以，推拿需要注意几个环节，环环相扣，才能拥有健康的身体。

张宇小儿推拿只有 6 种手法，即揉法、推法、搓法、分法、运法、梳法。

体寒的人要用热性穴位解决，寒性穴位不能用；体热的人要用寒性穴位解决，热性穴位不能用。按照穴位和手法性质归类如下：①热性穴位及手法：补脾土穴、分阳穴、补新板门穴、顺运内八卦穴、补大肠穴、补肺金穴、补小肠穴、外劳宫穴、上三关穴。②寒性穴位及手法：泻脾土穴、泻新板门穴、逆运内八卦穴、泻大肠穴、泻肺金穴、泻新四横纹穴、泻小肠穴、分阴穴、新阳池穴、下六腑穴、新泻天河水穴、精宁穴、肾纹穴。

✳ 揉 法

揉法，即用拇指、食指或中指指腹按住某一穴位，不离开穴位本身，带动穴位处的皮肤、脂肪、肌肉等揉动，做左右、上下揉或顺、逆时针方向旋转。比如，揉新小横纹、揉一窝风、揉小天心、揉二人上马、揉总筋、揉合谷、揉二扇门、揉精宁、揉肾纹、揉新阳池、揉外劳宫等。

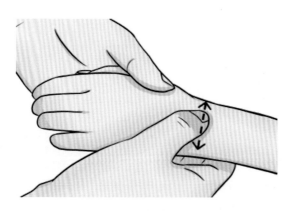

拇指揉法

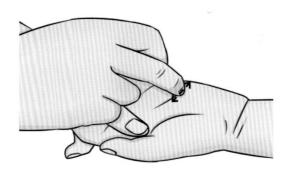

中指揉法

❋ 推 法

推法，即用单指面或多指面着力于穴位上，做直线运动的手法。

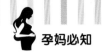

下六腑、天河水、上三关穴，用食指、中指、无名指、小指指面操作。

新板门、肺金、大肠、小肠、脾土穴，用单个拇指或单个食指，或中指、食指指腹并拢操作。

小天心、总筋、新小横纹、一窝风、外劳宫、二人上马、二扇门、精宁、肾纹、肾顶、合谷、新阳池穴，单用拇指或食指或中指指腹操作（二扇门是同时用食指、中指指腹操作）。

推法可分为三种：

（1）补法：向心推，由末端向身体方向推（天河水穴除外）。例如，推补肾水穴、推补肺金穴、推补大肠穴、推补新板门穴、推补上三关穴、推补脾土穴、推补小肠穴、上推七节骨、上推腹等。

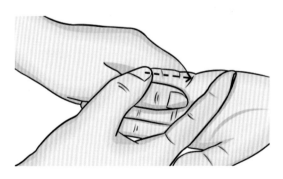

拇指推法（推补肾水穴）

（2）泻法：离心推，由身体向末端推。例如，推下六腑穴、推新泻天河水穴、推泻大肠穴、推泻小肠穴、推泻肺金穴、推泻新板门穴、推泻脾土穴、推泻新四横纹穴、下推七节骨、下推胸腹等。

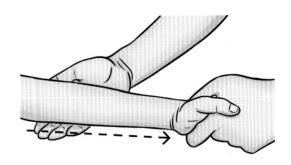

食指、中指、无名指、小指并拢推法（推下六腑穴）

（3）清法：有轻微的清热作用，即来回推（天河水穴例外，其向心推为清法）。例如，推清大肠穴、推清新四横纹穴、推清新板门穴、推清肺金穴、推清小肠穴、推清脾土穴、推清天河水穴、推清七节骨等。

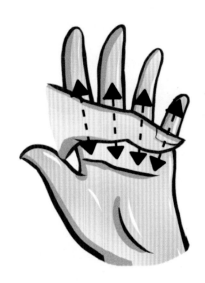

拇指和第一掌骨并用的推法
（清新四横纹穴）

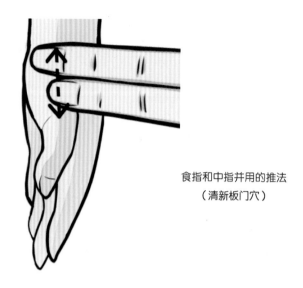

食指和中指并用的推法
（清新板门穴）

❋ 搓法

搓法，是用单手掌或双手掌放于皮肤表面反复摩擦的手法。例如，横搓胸、横搓腹、横搓背、横搓腰、横搓腰骶、上下来回搓腰背、上下来回搓四肢等。

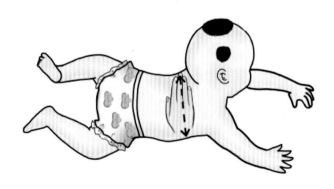

搓法一

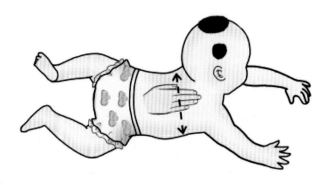

搓法二

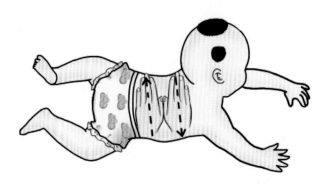

搓法三

❋ 分法

　　分法，即用两手拇指指腹由选定的穴位向两侧平行分推，比如分推阴阳穴；或用一侧拇指指腹由选定的穴位向单侧平行分推，比如分推阳穴或分推阴穴；或用双手掌面平行向两边分推，比如分推前胸、分推后背、分推脸部等，反复操作。

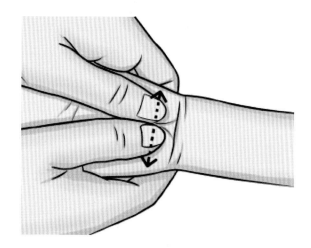

拇指分推法（分推阴阳穴）

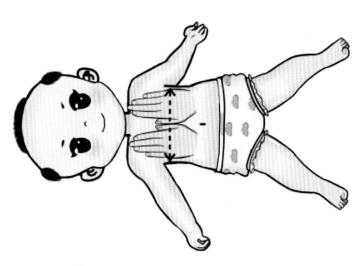

双手掌分推前胸

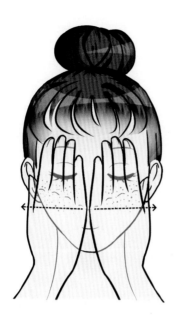

双手掌分推脸部

☀ 运 法

运法，即用推拿者的左手端平被推拿者的左手（通常以推拿左手为例来讲述，如果用右手，穴位操作方向是反着的），用推拿者的右手拇指指腹，从某一穴位

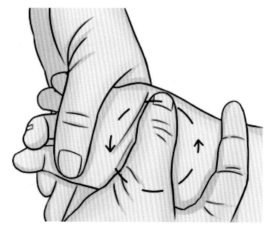

运法（逆运内八卦穴）

开始，做弧形或环形运动至另一穴位，反复循环操作，中间不要停，操作时间结束了，则在终止穴位处停下。

※ 梳法

梳法，即用十个手指指腹从头上前发际梳到后发际，再从后发际梳到前发际，来回梳，头两侧也是前后来回梳。

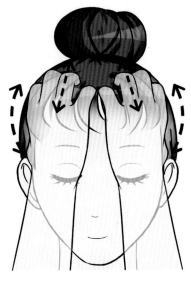

十指梳头法

✏ 单穴的位置、作用及操作要领

※ 大肠穴

大肠穴，在食指桡侧缘，自食指尖至虎口呈一直线。将食指和中指并拢，垂直于穴位操作。分补法、清法、泻法。

（1）补大肠穴：用于大肠虚寒腹泻，或大肠有寒便秘，肺寒咳嗽、喘等。向心推。

（2）清大肠穴：止泻止咳，用于肺和大肠有微热（不是很热）。来回推。

（3）泻大肠穴：用于肠热泄泻或肠热便秘，肺或大肠火旺，肺火咳喘，因热邪而致的痔疮或肠道肿物等。离心推。

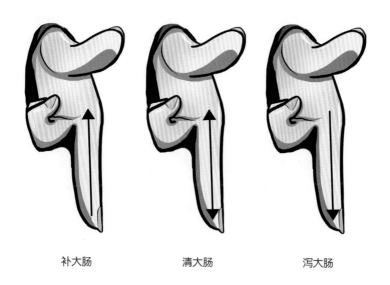

补大肠　　　　　　　清大肠　　　　　　　泻大肠

☀ 二人上马穴

二人上马穴，手背无名指、小指掌指关节之间的凹陷中，在精宁穴上方约1cm处的凹陷处。刺激此穴可利尿、利水，补阴水，能把上焦"虚火"引到下焦。用中指指腹插进骨缝，按住皮肤顺时针揉或上下揉。

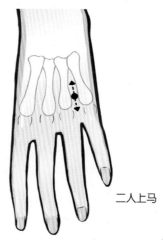

二人上马

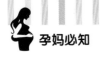

❋ 二扇门穴

二扇门穴，握拳，在手背中指指节最高点两侧的凹陷中（相当于山峰两侧的山凹）。适用于高热无汗、咳喘，或皮肤从不出汗、干燥粗糙等。发烧时汗多不退，或平时多汗者，不适合用此穴。用食指、中指指腹插进骨缝，同时按住穴位皮肤上下揉。

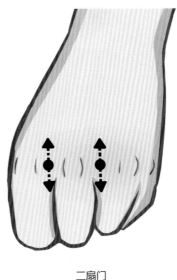

二扇门

❋ 肺金穴

肺金穴，整个无名指手掌面。将食指和中指并拢，垂直于穴位操作。分补法、清法、泻法。

（1）补肺金穴：用于肺阳虚，胃肠虚寒，阳气不足引起的咳喘、腹泻、便秘等。向心推。

（2）清肺金穴：用于肺和大肠有些热（但不是很热），解决咳嗽、口臭、肛裂等问题。来回推。

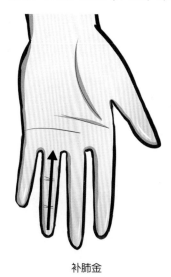

补肺金

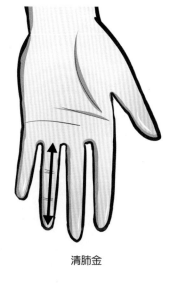

清肺金

（3）泻肺金穴：用于肺和大肠热、发烧、热性便秘。功效：祛热止咳，利咽喉，降肺气、胃气、大肠气、肾气，化热痰。离心推。

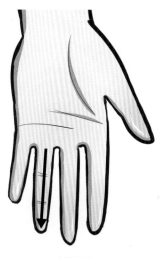

泻肺金

❈ 合谷穴

合谷穴，在手背，第1、2掌骨之间的缝隙处。将拇指和食指并拢，骨缝处的肌肉最高

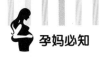
点即是该穴。适用于因胃火旺引起的咳嗽、咽喉痛、呕吐、食欲不振、牙痛、大便干等症。对准穴位，用中指指腹插进骨缝，按住皮和肉，上下揉或顺时针揉。

✳ 精宁穴

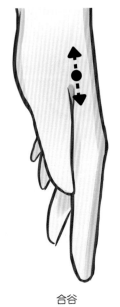

精宁穴，在手背，第4、5掌指关节之间的缝隙凹陷处。功效：清肝热，化热痰，活血散瘀，破血。适用于眼睛出血、红肿疼痛干涩、流泪、眨眼、胬肉、白内障、玻璃体混浊、肝胆肿物等。用中指指腹插进骨缝，按住穴位皮肤上下揉。

合谷

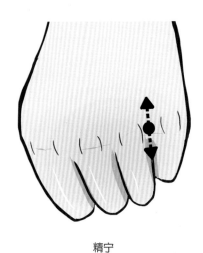

精宁

✳ 内八卦穴

内八卦穴，在手掌面，从手掌心起，以圆心至中指指根横纹约 2/3 长度为半径做圆形运动，八个卦区即在此圆圈上，分别是乾、坎、艮、震、巽、离、坤、兑。有顺运八卦、逆运八卦之分。

（1）顺运内八卦穴：提气，用于阳气不足引起的腹泻、心慌气短、疲乏无力、食欲亢进、阳气下陷而致脏腑下垂等。体内有火者不能用。用拇指指腹由乾卦起，顺时针方向连续运转，中间不要停顿，最后结束时停止在兑卦。如下图所示，从蓝点乾卦起，按照蓝线顺时针方向连续不停画圆，最后在终点（红点）停下。

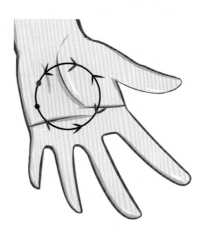

顺运内八卦

（2）逆运内八卦穴：降气，用于体内火大气逆引起的咳嗽、痰多、喘、呕吐、厌食等。用拇指指腹由兑卦起，逆时针方向连续运转，中间不要停顿，最后结束时停止在乾卦。如下图所示，从红点兑卦起，按照红线逆时针方向连续不停画圆，最后在终点（蓝点）停下。

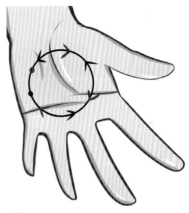

逆运内八卦

✳ 脾土穴

脾土穴，在拇指桡侧面，红白肉际处。用拇指或食指中指并拢，垂直于拇指侧面操作。分补法、清法、泻法。

（1）补脾土穴：拇指第一指节微微弯曲，向心推，由拇指尖推向拇指根，此为补法。用于脾阳虚引起的食欲不振、消瘦、吸收不好、腹泻、便次多、肚子痛、怕冷、咳嗽、咳痰、喘、发烧、血糖高等。

（2）清脾土穴：拇指伸直，在拇指尖和拇指根之间来回推，此为清法。用于脾微热引起的口臭、食欲不振、便

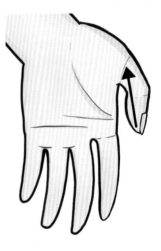

补脾土

干、腹胀、咳嗽、咽喉干等。

（3）泻脾土穴：拇指伸直，从拇指根推向拇指尖，此为泻法。用于脾很热引起的口臭、食欲不振、口舌生疮、咽喉疱疹化脓、便秘、腹痛、咳嗽咳痰、喘、血糖高等。

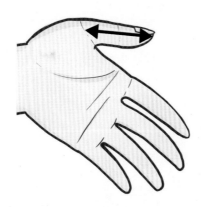

清脾土

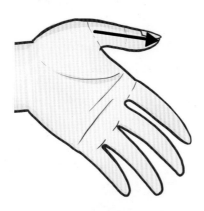

泻脾土

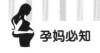
☀ 肾水穴

肾水穴，整个小指掌面，用拇指或将食指、中指并拢，垂直于小指侧面向心推，由小指尖推到小指根部。功效：补肝血，填充髓海，强肾益脑，对脊柱痛、牙痛、脑瘫、肾虚咳喘、脑发育不全、发育迟缓、头发焦枯、结石等效果较好。与热性穴位搭配可补肾阳，与寒性穴位搭配可补肾阴。如果体内缺水则补，不缺水则不要盲目补。肾水穴只能补不能泻，肾精决定人的寿命，不要泻元气。

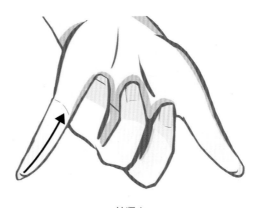

补肾水

☀ 肾纹穴

肾纹穴，手掌面，小指第2指间关节横纹处。功效：清心火和肝火，明目退热。适用于眼睛红肿、热痛、干涩、黄眼屎、眼出血、鼻出血、发烧等。用中指指腹或拇指指腹按住穴位，顺时针揉或左右揉。

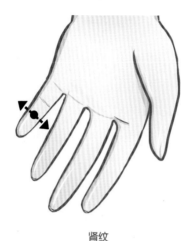

肾纹

✳ 上三关穴

　　上三关穴，前臂桡侧面，由腕横纹推向肘横纹呈一直线。将食指、中指、无名指、小指并拢，垂直于穴位上向心推。功效：补阳气，改善因阳气不足引起的心肌供血不足、头晕、低血压；活血化瘀（因寒致瘀），散寒气；发汗，退热（因寒发热）。

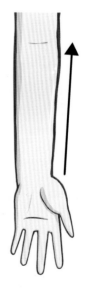

上三关

☀ 外劳宫穴

外劳宫穴，与内劳宫相对，手背第3掌骨的1/2处，稍偏桡侧。功效：祛寒，补阳气。适用于因寒腹痛或因寒关节痛，阴水过盛引起的分泌旺盛或囊肿等。用拇指指腹或中指指腹按住穴位，顺时针揉。

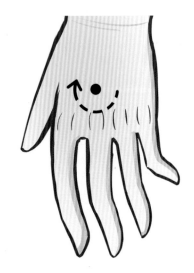

外劳宫

☀ 下六腑穴

下六腑穴，前臂下缘尺侧，从肘横纹至腕横纹呈一直线。将食指、中指、无名指、小指并拢，垂直于穴位上离心推。功效：凉血止血，消炎消肿，解毒退热。适用于实火引起的发热、咳喘、腹泻、出血、化脓、水肿、黄绿痰、肿瘤等。

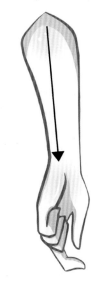

下六腑

✳ 小肠穴

　　小肠穴，小指尺侧缘，在小指尖和小指根部呈一直线。用食指和中指指腹并拢，垂直于穴位操作。分补法、清法、泻法。

　　（1）补小肠穴：从指尖推向指根。用于胃肠虚寒所致的消化吸收不良、心阳气不足所致的心慌气短、多汗、失眠、房颤、水肿、尿闭等。

　　（2）清小肠穴：在小指根和小指尖之间来回推。用于胃肠、心经有些热（不是特别热），有些虚实夹杂而引起的尿少、水肿、腹泻、心烦、尿闭。这样的人群常常是既不能补又不能泻，适合用清法。

　　（3）泻小肠穴：从小指根推向小指尖。用于胃肠有热之腹泻、无尿、水肿，解决心火旺之尿血、尿黄、尿少甚至尿闭、口舌生疮、心烦易怒、心绞痛、心律不齐、失眠等问题。

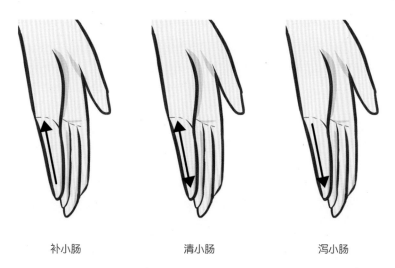

补小肠　　　　　　　清小肠　　　　　　　泻小肠

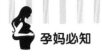

✹ 小天心穴

小天心穴，手掌根部，大、小鱼际交接处的凹陷中。用拇指或中指指腹按住穴位，顺时针揉动。刺激此穴可以疏通全身经络，对末梢和七窍不通作用明显，还可镇静、促进睡眠、发汗退烧、止抽风、调惊吓等。

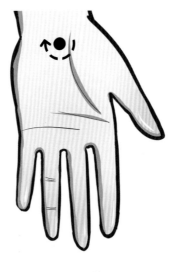

小天心

✹ 新四横纹穴

新四横纹穴，手掌面，食指、中指、无名指、小指的指根部四个横纹处。可以一个个推，但较费时间。建议把被推拿者的四个手指并拢，推拿者的拇指稍微弯一下（能照顾到小指的横纹跟其他三指的横纹不在一条线上），然后拇指和第一掌骨都绷直，放在四个横纹上同时操作。分清法、泻法。

（1）清新四横纹穴：上下来回推。适用于胃热积食（但不是很严重）、食欲不佳、腹胀、口臭、腹泻或便秘、腹痛、磨牙等。

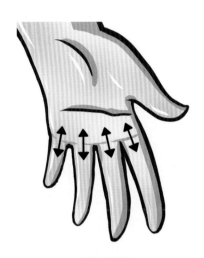

清新四横纹

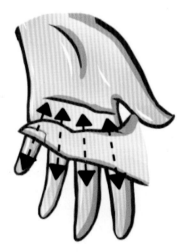

清新四横纹手法

（2）泻新四横纹穴：离心推。适用于因胃热引起的肠胀气、伤食口臭、反酸呕吐、大便干燥或腹泻、胃肠溃疡、食欲不振、痔疮等。

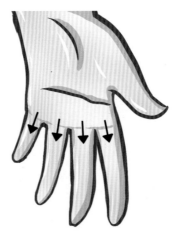

泻新四横纹

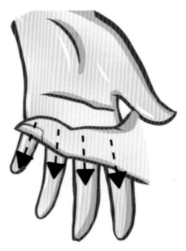

泻新四横纹手法

❋ 新阳池穴

新阳池穴，在前臂背面，一窝风穴上1寸多，桡骨和尺骨相交的上方凹陷中。简易取穴法：用中指的中间指节从手腕关节正中向小臂背面量起，新阳池穴距离一窝风穴正好是中指的中间指节的长度。每个人用自己的手指指节取自己的穴位，不要用你的手指去取别人的穴位，那样就不准了。功效：消头面部水肿，清脑降压，止头晕、头痛，降低颅内压，通便利尿。用中指或拇指指腹揉。

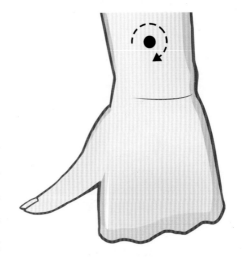

新阳池

❋ 天河水穴

天河水穴，前臂掌侧正中，在腕横纹中点和肘横纹中点之间呈一直线，这一直线宽度占前臂掌侧

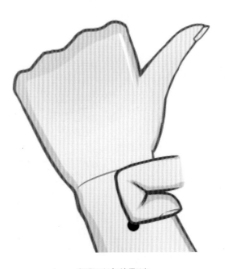

新阳池穴的取法

的 1/3。将食指、中指、无名指、小指并拢，用指面垂直于穴位操作。

（1）清天河水穴：向心推（清法是来回推，只有天河水穴除外），自腕横纹推向肘横纹。功效：退热利尿，化心包热痰。适用于睡眠不安、说梦话等。

（2）新泻天河水穴：离心推，自肘横纹推向腕横纹。功效：泻心火，安神除烦，利尿，化热痰，消炎。适用于谵语、高烧、抽风、夜游等。

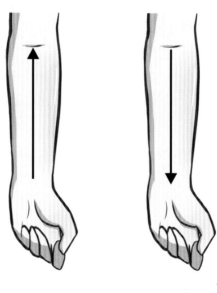

清天河水　　　　　　新泻天河水

※ 新板门穴

新板门穴，在大鱼际手掌与手背交界的红白肉际处。用拇指指腹或将食指、中指指腹并拢，垂直于穴位操作。分补法、清法、泻法。

（1）补新板门穴：向心推。用于胃寒引起的消化不良、腹痛、呕吐、腹泻、发烧、咳喘等。

（2）清新板门穴：来回推。用于有些胃火但胃火不是很大导致的食欲不振、痰多、咳嗽、睡眠不好、发烧、胃阴不足等。

（3）泻新板门穴：离心推。用于胃热或胃气上逆引起的脾胃热、气滞胃痛、积食口臭、呕吐、腹泻、发烧、咳喘等。

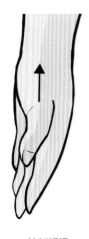
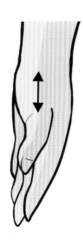
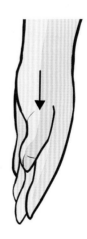

| 补新板门 | 清新板门 | 泻新板门 |

✸ 新肾顶穴

新肾顶穴，小指末节的
整个指腹。用中指指腹或拇
指指腹按住穴位，顺时针揉
动。功效：止汗，消水肿或
囊肿，收敛元气。适用于口
水、汗液、尿液过多等。

✸ 新小横纹穴

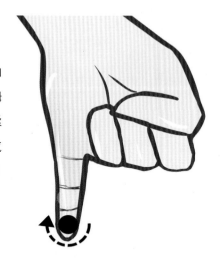

新肾顶

新小横纹穴，手掌面，
第5掌骨和第5指骨关节间的缝隙处。用中指指腹左右揉。功效：
宣通肺气，止咳化痰平喘，退热，疏肝解郁，消除肝克脾引起的
腹胀等。

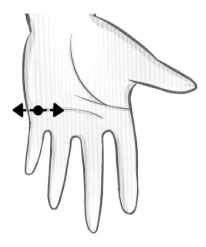

新小横纹

☀ 阴阳穴

（1）阴阳穴：手掌根部，用两手拇指指腹从小天心穴开始，同时向两侧做相反方向的平行分推，此为分推阴阳穴。功效：调理阴阳，消食化痰。适用于阴阳紊乱、消化不良、惊吓、感冒等。

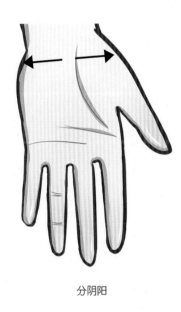

分阴阳

（2）阳穴：用单侧拇指指腹只推向靠拇指大鱼际侧，此为分推阳穴。适用于体内寒邪重、阳气虚弱引起的呼吸困难、脸色苍白、造血功能障碍、怕冷、腹泻、腹痛等。

（3）阴穴：用单侧拇指指腹只推向靠小指小鱼际侧，此为分推阴穴。适用于体内火大引起的咳喘、口舌生疮、咽喉肿痛、便秘、尿痛、唇燥、脑压高等。

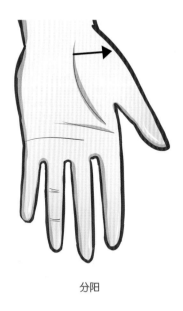

分阳

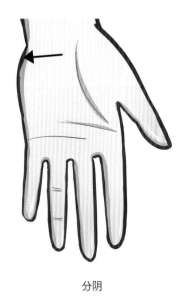

分阴

❋ 一窝风穴

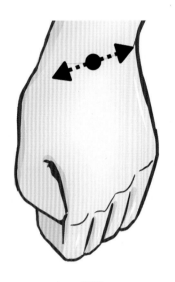

一窝风

一窝风穴，手背腕关节横纹正中凹陷处。用拇指指腹或中指指腹按住穴位，左右揉动或顺时针方向揉动。刺激此穴可以打开毛孔，适用于感受外邪引起的无汗、发热、流鼻涕、鼻塞、咳嗽、湿盛等。

✳ 总筋穴

　　总筋穴，掌后腕横纹中点处（离手掌根最近的那条横纹中点）。用中指指腹或拇指指腹按住穴位，顺时针揉动或左右揉动。功效：清心火。适用于口疮、心烦易怒、睡眠不安稳、高血压、说梦话、眼干、脸红、心热引起的心脏疾病等。

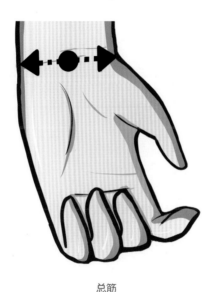

总筋

✎ 穴位图汇总

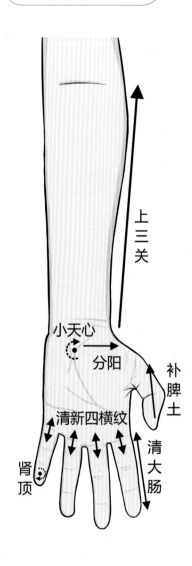

上三关

小天心

分阳

补脾土

清新四横纹

清大肠

肾顶

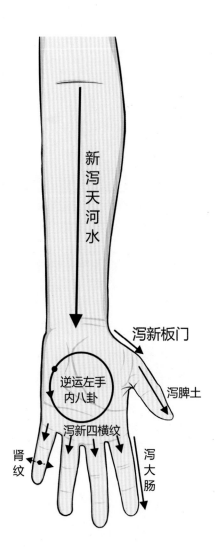

新泻天河水

泻新板门

逆运左手
内八卦

泻脾土

泻新四横纹

肾纹

泻大肠

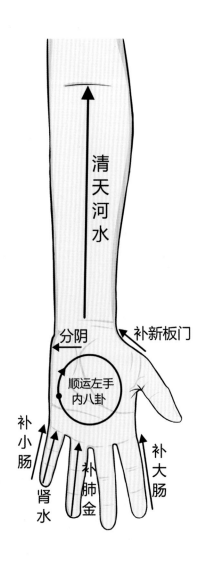

清天河水

分阴

补新板门

顺运左手
内八卦

补小肠

肾水

补肺金

补大肠

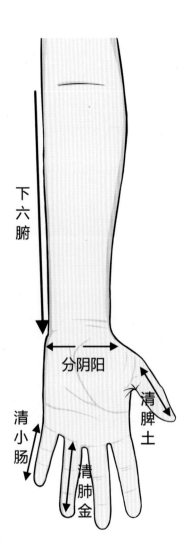

下六腑

分阴阳

清脾土

清小肠

清肺金

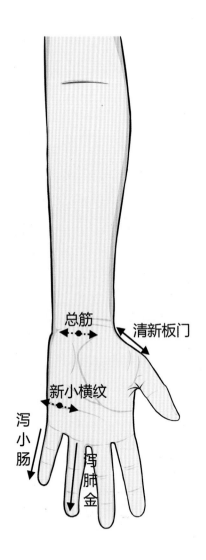

总筋

清新板门

新小横纹

泻小肠

掐肺金

推拿需要注意什么

1. 被推拿者要如实介绍发病情况，具体什么部位出现什么样的问题，出示医院的检查报告单、舌苔图、患处照片、录制的小视频等，介绍自己的精神状态、饮食情况、睡眠情况、大小便情况、用药情况等，是否旅行，是否冷热不均，全身的详细信息等都要提供，以便推拿者进行分析辨证，才能配用穴方，根据每个人的具体情况告之生活禁忌等。谎报病情，提供假信息，那都是自欺欺人。

2. 室内恒温，保持让人舒服的温度，过热容易中暑，过冷则消耗人体阳气，又容易感冒。室内空气要流通，不然会缺氧，对大脑有损害。

3. 推拿者要修剪指甲，手上皮肤保持滋润光滑，以免皮肤粗糙而刺激肌肤。推拿前要洗手，讲究卫生。

4. 只需推拿一只手上的穴位，气血就可以通达五脏六腑，起到全身调理的作用，不需要两只手同时推拿，除非是特别严重的病是可以双手同时推拿的。通常推拿左手，是因为除了方便施术者握手操作外，心脏也在左侧，推拿左手可使血液循环和能量传递相对快一些。但如果左手有问题不方便推拿则可以推右手，不过右手有些穴位的方向跟左手是相反的，比如揉法和运法，当注意。若手上局部皮肤破溃、起水疱、骨折、出血等，禁止在该处推拿。

5. 取穴准确，用力适度。切记：不要推疼了，不要推出水疱，不要推青或推肿了，是否有效不在于用力的大小，而在于穴

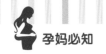

位的选择是否正确，是否对证。不过，用力也不能过轻，否则就没有效果。推拿速度以每分钟 100～120 次为宜，轻症或是虚寒证的病人，用力宜轻，速度宜慢，每日推拿 1～2 次；重症或是"火大"的人，疗程宜长，适当用力，速度要稍快些，每日多次推拿或连续推拿，根据情况随症加减。

6. 新病、旧病都有的人，哪个病重就先调哪一个。

7. 推拿后出汗者，要注意避外邪，或迅速将汗液擦干，以免感冒而加重病情。

8. 关于推拿穴方的选择，可以选择一个穴方，每天一次或多次推拿；若是多种病因导致的疾病，可以选两个或多个穴方配合推拿，每个穴方的推拿次数视病情而定；推拿过程中或推拿之后，若有不适感，说明之前的辨证不正确，应重新辨证和选择穴方。判断病情时有时会有一些假象和个体差异，使推拿者难以正确判断，因此需要推拿者在实践中不断积累经验。推拿过程中，病人若感觉体内气行、旋转、麻、胀、跳、热、轻松舒适感、飘浮感等为正常现象。有些人不太敏感，怎么推也没感觉，此时不要去追求感觉，推拿之后症状减轻或消失说明有效。

9. 推拿时避免皮肤摩擦过度，可用爽身粉、淀粉、润肤露等涂到推拿部位，以免皮肤起疱、磨破等。

三种辨证分型和表现特点

辨证时，舌象是其中一项重要信息，但也需要综合判断，因为不是所有病症都会从舌上表现出来，舌也会有假象。

正常的舌象：大小适中，不胖不瘦，颜色红润，上面有一层薄薄的白苔。

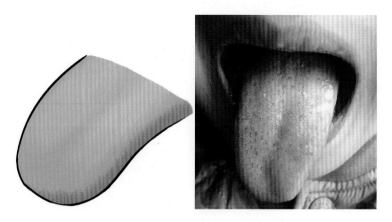

正常舌

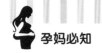
下面介绍三种辨证分型和表现特点：

✳ 虚寒体质

表现：怕冷，脸色苍白或黄，唇白，疲乏无力，手脚冰凉，不喜欢喝水，喝水多肚子难受，受凉或吃生冷之品后腹痛或有感冒症状，厌食，发育迟缓，呕吐，腹泻，咳嗽，喘，痰多，打喷嚏，一直流清鼻涕，尿多尿清，尿床，尿失禁，吃完就拉，便软或稀，或便次多但不臭，大便失禁，因寒邪引起的肿瘤等。女士月经延迟或闭经，容易出现崩或漏。男士阳痿、早泄等。

舌象：舌质胖大，没有血色，舌苍白，舌面水多，舌苔白厚或无苔。

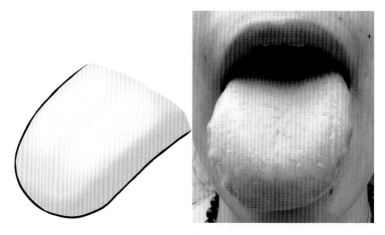

虚寒舌

选穴：分阳、补脾土、补板门、顺运内八卦、补肺经、补大肠、补小肠、上三关、外劳宫。

☀ 实热体质

表现：怕热，能吃，脾气大，脸红，黄色或绿色眼屎较多，流黄涕，口渴，喜欢喝水，唇红干裂，口臭，容易高热，中耳炎，有黄绿痰，咽喉肿痛，口舌生疮，咳或喘，手足心烫，入睡困难，睡中大汗，大便粗干硬臭，尿黄臭、混浊，有蛋白、潜血等。患有肝病或胆病，糖尿病，高血压，脑出血，因火邪引起的肿瘤、结节、囊肿等。女士月经量大，白带黄、绿、臭或带血丝。男士泌尿系统感染等。

舌象：舌质红，舌苔黄，舌面干。

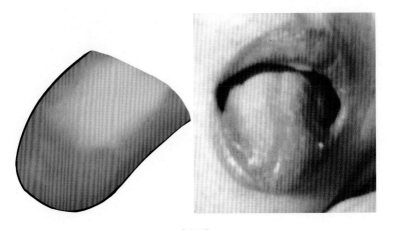

实热舌

选穴：分阴、泻板门、逆运内八卦、泻肺金、泻大肠、泻小肠、下六腑、天河水、阳池、精宁、肾纹。

✳ 阴虚体质

表现：体瘦，不爱吃饭，睡觉汗多，没有力气，脸上和身上一阵阵热，手足心热（个别患者阴虚久了累及阳气会出现手脚凉），有眼屎，眼睛红，眼干涩，眨眼，视力模糊，鼻咽部干疼，脱发或头发稀少，鼻出血，便干、便细或呈羊粪球状，尿黄少或尿频。患有高血压、心脏病、肝病、子宫或卵巢病、肾病等。女士月经提前，量少，有血块等。男士阳痿、早泄等。

舌象：舌质薄瘦或细长，舌苔黄或无苔。

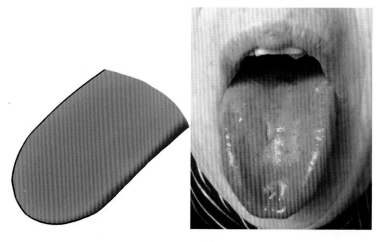

阴虚舌

选穴：肾水、二人上马。

孕前篇

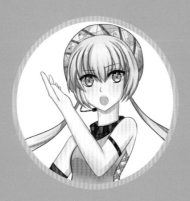

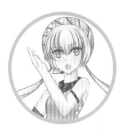

什么样的人适合怀孕

作息规律，身体健康，没有重大身体和精神疾病，可以给孩子一个健康的体魄。居有定所，有足够的资金和人力抚养孩子，做好思想准备，无论出现什么情况都有能力好好养育、保护和教育孩子。反之，怀孕需谨慎。

关于流产

如果没有做好要宝宝的准备，一定要做好避孕。避孕措施有：避孕套（男用的、女用的）、避孕药物（长效的、短效的）、避孕环、绝育手术（不想再要孩子的，或有先天性遗传病，不适合生育的，男、女都可以做，手术对男士来说更简单）等。

请不要反复流产，对身体的损害特别大。有的流产后导致不孕，有的流产后患上子宫内膜异位症、子宫肌瘤、卵巢囊肿、盆腔炎、乳腺肿物，有的患上胃痛、头痛、背痛、关节痛、腹痛、心律不齐、疲乏无力等。所以说，流产有风险，避孕要做好。如果因为胎儿畸形等原因必须终止妊娠的，一定要选择正规医院，不能盲目操作，否则容易造成流产不全、盆腔炎、子宫穿孔、大出血、肠管破裂等，如不及时抢救会有生命危险。

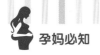

📝 什么样的人不适合怀孕

有如下情况者不适合怀孕。

1. 正患有心脏病者：如心功能不好；有心力衰竭病史；严重二尖瓣、三尖瓣问题；风湿活动期心脏增大；既往有心脏栓子脱落引起脑、肾或眼底小血管栓塞史；贫血性心脏病；高血压性心脏病；病毒性心肌炎等。

2. 正患有高血压者：中晚期高血压患者不可以怀孕。

3. 正患有急性肝炎者：急性肝炎者不可以怀孕，痊愈后可以怀孕。

4. 正患有肾炎者：肾炎期不可以怀孕，会加重病情。

5. 正患有肺结核者：活动期肺结核绝对不能怀孕，否则会加重病情还会传染给宝宝。肺结核痊愈了是可以怀孕的。

6. 正患有糖尿病者：有并发症的糖尿病者不要怀孕。

7. 正患有哮喘者：长期慢性哮喘者，怀孕会加重病情，还可引发心肺功能不全。

8. 正患有白血病者：怀孕会加重病情，有生命危险。

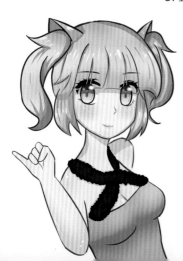

9. 正患有甲亢者：怀孕可加重病情，会出现心衰、流产、早产、死胎、妊高征、产后出血、产后感染等。

10. 患有性病者：有如下性病者不能怀孕，否则会传染给胎儿。如梅毒、艾滋病、生殖器疱疹、尖锐湿疣等。

11. 身体特别虚弱者：怀孕后会更

加虚弱，妈妈身体会更糟糕，宝宝也不会健康。

12. 子宫内膜特别薄者：不适合怀孕，怀孕后容易流产或者胎盘植入。

13. 年龄特别大者：年事已高，天癸已竭，身体精华之气很弱，除了遗传给孩子的气血会严重不足外，怀孕会消耗更多的自身气血，所以不适合怀孕。

14. 子宫多次手术者：子宫受到的创伤太多，没有好的条件孕育宝宝，对孕妈来说风险很大，子宫容易破裂，不宜怀孕。

15. 有凝血功能障碍者：万一出现大出血，无法凝血，有生命危险，请做好避孕。

16. 有显性遗传病者：如痉挛性共济失调、视网膜母细胞瘤、强直性肌营养不良、成骨发育不全等，会遗传给孩子，不适合怀孕。

17. 有多因子遗传病者：如精神病、先天性心脏病者，不适合怀孕。

18. 夫妻双方都患同一种严重的隐性遗传病者：如肝豆状核变性、先天性色盲、小头畸形等，会遗传给孩子，不适合怀孕。

19. 患有其他严重遗传性疾病者：如严重的先天愚型、显著遗传性躯体畸形、遗传性畸形、手脚畸形、先天性骨缺损症等，会遗传给孩子，不适合怀孕。

20. 吸毒者：容易致畸，不适合怀孕。

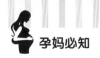
如何备孕

夫妻双方都要按时休息，有正常的夫妻生活，不能过劳，心平气和，不能有大的情志变化，不要焦虑动怒，根据自身体质科学饮食。到医院体检，确定是否具备生育条件，排除遗传性疾病或传染病等。做过流产的、患过大病的或处于亚健康的夫妻，一定要先把身体调理好，休养一年后再要宝宝。

现根据体质的不同，介绍两种常用的保健方法。

☀ 体质热者

【穴方 278】平躺着向下推胸腹，两手放平在前胸向下推至耻骨，反复操作 20 分钟（吃完饭者必须在饭后 30 分钟以后操作），早、晚各 1 次。

平时忌食热、温、烤、炸、焙烙、燥、干之品，忌受热。（见附篇"常见食物属性表"）

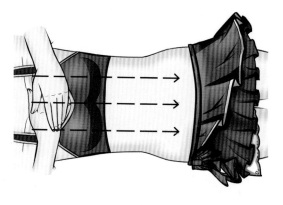

向下推胸腹

✳ 体质寒者

【**穴方 279**】横向推胃和腹部各 20 分钟，早、晚各 1 次。

平时忌食生、冷、寒、凉之品，忌着凉。（见附篇"常见食物属性表"）

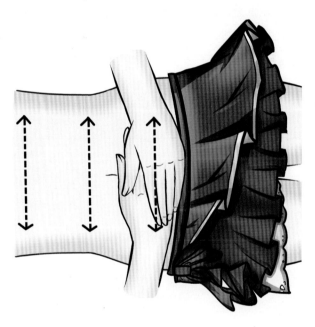

横搓胃和腹部

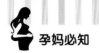
不孕不育的原因和调理方法

✳ 不育症原因（男方）

（1）阳痿不举，没有正常的性生活。

（2）先天染色体异常，导致不育。

（3）内分泌疾病而导致不育。如甲状腺疾病、肾上腺疾病、糖尿病、肥胖症、肾上腺素分泌紊乱等；垂体病变，如垂体功能亢进、性欲减退、精液异常等；垂体功能低下，如垂体肿瘤、囊肿、炎症、手术损伤、外伤或放疗破坏垂体等。

（4）生殖道感染，如严重的前列腺炎、睾丸炎、附睾炎、尿道炎、性病等，影响生育。

（5）输精管道梗阻、阴茎外伤、严重尿道下裂等影响精子的输送，导致不育。

（6）睾丸生精功能异常而导致不育。正常的精液呈乳白色、淡黄色或者无色，每毫升精液中的精子数一般在6000万至2亿个。有活动能力的精子占总数的60%以上。畸形精子占10%以下。在室温下精子活动力持续3～4小时。一次排精量为2～6mL，少于1.5mL或大于8mL为异常，会造成不育。常见生精异常的原因如下：隐睾；鞘膜积液压迫；精索静脉曲张；长时间接触化学品；磁场影响；高空作业；高温工作；外伤；手术后遗症；纵欲过度导致肾精不足；紧身衣裤阻碍局部血液循环，可造成睾丸瘀血；频繁泡澡导致精子密度下降；吸烟、喝酒、吸毒杀伤精子；久坐压迫睾丸而影响血运；营养吸收不好，身体虚弱；生气郁闷等情志原因；长期精神紧张；工作劳累、压力大等。

✳ 不孕症原因（女方）

（1）排卵障碍性疾病：如多囊卵巢综合征、卵巢功能衰竭、高泌乳素血症，包括脑垂体微腺瘤引起的泌乳素水平异常、黄体功能不足等；全身性疾病，如甲状腺功能亢进、糖尿病、严重营养不良等。

（2）输卵管问题：盆腔感染及手术史，阑尾炎，反复的宫腔操作史，结核及子宫内膜异位症等。

（3）子宫问题：如先天性子宫缺如或发育异常、子宫内膜结核及宫腔粘连、子宫黏膜下肌瘤、子宫内膜息肉、子宫畸形、宫颈炎症或病损等。

（4）子宫内膜异位症：子宫内膜异位症可影响卵泡的质量、成熟及排卵，影响输卵管的通畅性及功能，影响受精过程，着床率降低等。

（5）免疫问题：妊娠是半同移植过程，成功妊娠是免疫耐受的结果，一旦免疫功能异常，将导致受孕失败。如抗磷脂抗体综合征、系统性红斑狼疮等。

（6）原因不明：可能同时存在其他免疫问题或卵巢功能不正常未能查及。有时有些心理上存在某种障碍也可能造成不孕。

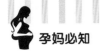

※ **不育不孕症的调理方法（男女双方）**

如何判断体质是寒、是热，还是阴虚，详见基础知识篇"三种辨证分型和表现特点"。需要说明的是，男性、女性生殖系统先天畸形，或有严重外伤后遗症者，不在此推拿范围内。其他原因导致的不育不孕症，可用此方法辨证调理。

虚寒型

【穴方280】肾水10分钟，补脾土8分钟。每日重复操作，连续推2～3次。

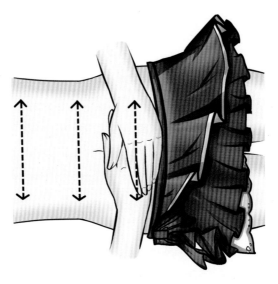

横搓胃、肚脐和小腹

搓法：每天横搓胃、肚脐和小腹30分钟或更长时间（注意：怀孕后不能搓小腹，抚摸除外。如果是饭后，请30分钟后操作）。

忌食生、冷、寒、凉之品，忌着凉，不要久待在寒冷环境中。调理期间禁欲。

实热型

【穴方281】下六腑10分钟，泻板门10分钟。每日重复操作，连续推2～3次，直到症状消失。

搓法：每天向下推胸腹30分钟或更长时间（注意：怀孕后不能搓小腹，抚摸例外。如果是饭后，请30分钟后操作）。

忌食热、温、烤、炸、焙烙、燥、干之品，忌受热。

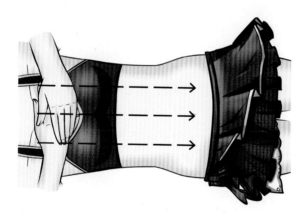

下推胸腹

阴虚型

【穴方282】肾水16分钟，二人上马16分钟。每日重复操作，连续推2～3次，直到症状消失。

搓法：每天上下来回推胸腹30分钟或更长时间（注意：怀孕后不能搓小腹，抚摸例外。如果是饭后，请30分钟后操作）。

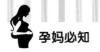
忌食热、温、烤、炸、焙烙、燥、干之品，忌受热。

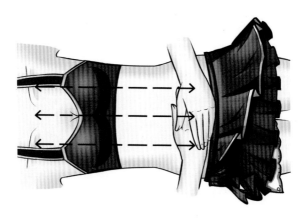

上下来回推胸腹

孕期篇

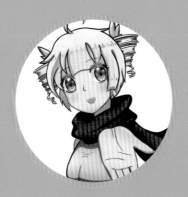

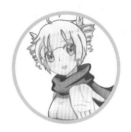

✏ 人是怎么来的

受孕过程有如下几种：

（1）自然受孕：精子和卵子在输卵管里结合，形成受精卵，受精卵在输卵管里运动，最终到达子宫体内着床，形成胚胎，发育成胎儿，孕满足月娩出。

（2）人工授精：监测排卵期，通过人工方式（非性交方式）将精液注入女性生殖道内，便于精子与卵子自然结合，达到受孕的目的。适用于自然受孕障碍的人。

（3）试管婴儿：即体外受精与胚胎移植技术，是将患者夫妇的卵子与精子取出于体外，在体外培养的条件下受精，并发育成胚胎，最后选择具有发育潜能的胚胎移植入患者的子宫腔内，让其种植并在宫内发育，从而实现妊娠的目标。适用于自然受孕障碍或选择避开遗传病的人。

✏ 认识阴道、卵巢、输卵管、子宫及其作用

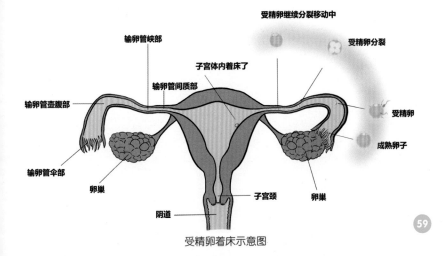

受精卵着床示意图

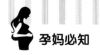

✳ 阴道

成熟女性，月经从阴道流出。夫妻生活时，男性射精后，精子通过阴道进入子宫和输卵管内部。足月顺产妇，胎儿通过阴道娩出。通过阴道可检查女性内生殖器。

✳ 卵巢

卵巢左右各一，呈扁椭圆形。卵巢是女性的生殖腺，对人类后代的繁衍起着主要的作用。育龄期的女性，每个月排出一个有受精能力的卵细胞，分泌激素及多种肽类物质，促使第二性征及生殖道的发育，为受精卵着床做准备，支持早期胚胎的发育。个别女性也会有 2 个或 2 个以上的成熟卵子排出，直径 2～3cm。卵子可以由两侧卵巢轮流排出，也可由某一侧卵巢连续排出。排卵时间：下次月经来潮日期往前减去 14 天左右（经期规律者）。

✳ 输卵管

输卵管呈细长而弯曲的管道，左右各一。输卵管是卵子与精子结合的场所及运送受精卵的管道。输卵管肌肉的收缩和黏膜上皮细胞的形态、分泌及纤毛摆动，均受卵巢激素的影响，有周期性变化。精子在阴道内 2 小时，会有 90% 的精子死亡，一般存活不超过8 小时；只有 1%～5% 的精子可以到达子宫腔；进入子宫的精子大部分可存活 6 小时，在输卵管内精子可存活 1～3 天。一个卵子排出后约可存活 48 小时，如果没有受精，48 小时后会死亡，然后被输卵管吸收。

❋ 子宫

　　子宫是产生月经和孕育胎儿的器官。位于膀胱与直肠之间，宫底两边连接两条输卵管和两个卵巢。每个月在卵巢分泌雌激素的作用下，子宫内膜增生、脱落，形成月经。如果受精成功，受精卵会从输卵管移动到子宫腔，找到合适的位置着床，发育成胚胎，逐渐长大成胎儿，子宫通过胎盘源源不断地给新生命提供营养，直到分娩。

✎ 孕妈注意事项

　　（1）不要重力撞击或按压孕妈的腹部。怀孕后腹部受到重力按压，可导致宝宝头部、脸部、躯干、四肢畸形。

　　（2）一定不要总是侧睡一面，这样可能会导致宝宝先天性斜颈，脑袋左右不对称，脸不对称，眼睛不对称，或一侧眼皮重症肌无力，耳朵畸形，肩膀不对称，胳膊或腿脚畸形，先天关节脱臼等。所以，孕妈睡觉时一定要注意换着睡，可以左侧睡、右侧睡或平躺。

　　（3）备孕期间注意补充叶酸（孕前 3 个月及孕后前 3 个月），避免胎儿畸形。

　　（4）孕期前 3 个月及孕 7 个月以后不要过性生活，以免子宫兴奋而引起流产、早产或致畸。

　　（5）一定要进行产前检查，避免严重畸形儿出生。

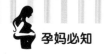

✎ 孕期如何吃

✳ 饮食原则

谷类为首要营养素来源，其次是蔬菜，少量肉类，少量水果。如果孕期反应厉害，严重进食不足，请输营养液，以免脱水而造成严重后果。偏食者，请口服复合维生素。

✳ 并不是"荤腥油腻吃得越多越好"

实例1：孕妈顿顿吃海鲜、牛羊肉，导致孩子肝功能不全，出生几个月后夭折了。

实例2：孕妈听说榛子好，天天吃一小盆榛子，孩子出生几个月后确诊为先天性脑瘫。

实例3：孕妈天天吃黄鳝，男孩出生后发现乳房发育。

实例4：孕妈大吃海鲜，结果自己满身湿疹，孩子出生后也是满身湿疹，直到9岁也没好。

✳ 不能吃得太少

当然，怀孕期间也不能吃得很少（或只是喝粥），那样不仅孕妈自己营养不良，腹中的宝宝也可能会停止发育。怀孕期间要注意吃的分寸，吃得过多，营养过剩，也会导致生产困难。

❋ 关于食物的偏性

各种食物除了有营养保健功效外，还有寒、热、温、凉的不同特性，这种偏性对人体会产生影响。

例如，偏寒凉性食物属阴，有清热、泻火、凉血、退热、解火毒等功效，过食会导致体寒，出现各种寒病，这时需要食用温热食物或推拿助阳来平衡；偏温热性食物属阳，有祛寒、温通经络、提升阳气等功效，过食会"上火"，出现各种热病，这时需要食用寒凉食物或推拿祛热来平衡。

❋ 根据体质选择食物

孕妈要根据体质选择适合自己的食物。

（1）避免"热性体质＋热性食物"：如果孕妈是热性体质，摄入过多热性食物，会让胎儿更受热气熏蒸，易致流产、宫内停止发育、畸形等。胎儿时期受热，宝宝出生后怕热，捂多或吃热性食物后往往会生病。有的孩子一出生就满身湿疹（有的几个月后出现湿疹），或者出现血管瘤、白癜、黄疸、颅内出血、胃肠出血、哭闹不安、肿瘤等各种问题。

体热者，以下食物尽量不吃或少吃（详见附篇"常见食物属性表"）：①粮食类：不吃或少吃高粱、面、糯米、大黄米、油炸之品等热性食物。②蔬菜类：不吃或少吃蚕蛹、南瓜、韭菜、蒜苗、蒜薹、韭黄、辣椒、葱、姜、花椒、胡椒、大料、芥菜、红糖、白酒、鹅蛋、大雁蛋、黄酒等热性食物。③水果类：不吃或少吃桂圆、荔枝、芒果、榴莲、大枣、椰子、栗、杏、樱桃、石

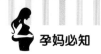

榴、菠萝、桃、橘子等水果。④肉类：不吃或少吃狗肉、牛肉、羊肉、鸡肉等热性肉。⑤海物（或河物）：不吃或少吃泥鳅、黄鳝、鲫鱼、草鱼、鲶鱼、刀鱼、黄花鱼、虾、蟹、海参、鱿鱼等发物。⑥零食类：不吃或少吃面包、蛋糕、饼干、小食品、干果、碳酸饮料等食物。

（2）避免"寒性体质+寒性食物"：如果孕妈是寒性体质，摄入过多寒性食物，会让自己和胎儿更加受寒，也会导致流产、宫内停止发育或胎儿发育迟缓等。胎儿时期受寒，孩子出生后怕冷，反应差或爱哭闹，有的不知道吃奶，容易吐奶、腹泻、胀肚、腹痛等，易感冒，脾胃吸收不好，身体不强壮，衣服穿少了或吃生冷食物后容易感冒、咳嗽、流涕、发烧等。

体寒者，以下食物尽量不吃或少吃（详见附篇"常见食物属性表"）：①粮食类：不吃或少吃小米、玉米、荞麦、黑豆、绿豆、黑米、薏米等。②蔬菜类：不吃或少吃菠菜、生菜、芹菜、莴苣、空心菜、苦瓜、海带、黄瓜、地瓜、油菜、萝卜、冬瓜、

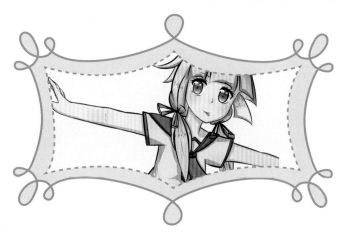

鸭蛋、乌鸡蛋等。③水果类：不吃或少吃柑、橙、香蕉、梨、火龙果、哈密瓜、西瓜、草莓、山竹、猕猴桃、甜瓜等水果。④肉类：不吃或少吃乌鸡肉、鸭肉、猪肉、兔肉等。⑤海物（或河物）：不吃或少吃甲鱼、鳗鱼、黑鱼等。

🖊 关于妊娠期性生活

怀孕期间禁止性生活。怀孕后，胎儿需要在一个平静的子宫里生长发育，如果子宫兴奋收缩，胎儿有可能会发育畸形，或发育迟缓，或流产，或早产等。

🖊 妊娠期子宫的变化

孕后子宫逐渐增大变软，妊娠 3 个月后，增大的子宫逐渐超出盆腔，产前可以顶到胃，达到心脏边缘，宫腔容量增加约 1000 倍，子宫重量增加近 20 倍，孕妈确实比较辛苦。

🖊 妊娠期胎教很重要

在这里分享张宇老师自己的胎教故事：怀孕 3 个月开始胎教，每天宝妈或宝爸给孩子读《增广贤文》。为了验证胎教是否有用，孩子出生 2 个月，宝妈和宝爸给孩子读《增广贤文》，神奇的是，

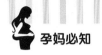

宝贝竟然跟着宝妈和宝爸有节律地哼哼。后来换成念报纸，宝贝就没有什么反应。反复验证后发现，宝宝对胎教的东西确有记忆。胎教有用，但一定要是正面的、积极的。

情志对孕妈和胎儿的影响

❋ 喜

嬉笑要有个度，高兴过了心会受伤，继而肝、肾、脾、胃、肺受伤，会动了胎气，导致流产、早产，或孕妈哮喘、心律不齐等。

实例：有个孕妈因为一则笑话大笑不停，结果得了哮喘，孩子出生后也得了哮喘。

❋ 怒

孕期生气会让体内气机失调，轻者胎儿日后可能出现脾气不好，肝经、胆经、脾经、胃经的功能不好，重者出现胎儿畸形、肿瘤等。

实例1：5个月孕妈跟老公生了很大的气，孩子出生后确诊为脑瘤，后来推拿调理好了。

实例2：3个月孕妈跟老公生气，还喝酒，孩子出生后没有肛门。

实例 3：7 个月孕妈跟老公生气，孩子出生后出现身体大面积血管瘤。

实例 4：孕妈整个孕期都在生气，天天哭，结果宝宝出生后一根头发也没有，伴有身体大面积血管瘤。

✳ 思

思虑过重或过度脑力劳动，会导致休息不好，影响日后宝宝的脾胃功能等。

✳ 悲

悲伤、忧郁会伤肺和大肠，日后宝宝容易患肺病、皮肤病或大肠病。

实例：6 个月孕妈因为父亲去世过度悲伤，几度不省人事，孩子出生后满身都是特别严重的湿疹，日后反复肺炎发作。

✳ 惊

实例 1：孕妈受到两次严重的惊吓，一次掉到大沟里，一次突然看见大蟒蛇被吓哭，孩子出生后长了 6 个手指、6 个脚趾，患有先天性腮腺肿瘤。

实例 2：怀孕 7 个月，晚上回家路上受到了惊吓，有个人在背后突然大声呼喊邻居家的人，受惊吓后没到 10 分钟就腹痛，到医院后孩子早产，因为先天不足，日后宝宝反复患病。

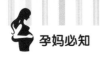

外邪入侵对孕妈和胎儿的影响

邪气包括风、寒、暑、湿、燥、火，相当于现代医学的病毒、细菌、微生物、寄生虫等，入侵孕妈身体后，会出现各种各样的症状，胎儿也会受到影响，甚至致畸。所以，要根据时令增减衣物、调节室温等，做好防护措施。

孕期吃药的后遗症

实例 1：怀孕 4 个月，孕妈患细菌性痢疾，吃了西药，宝宝出生后患先天性脊柱裂，直到 10 岁都大小便失禁。

实例 2：3 个月孕妈高热，吃了西药，宝宝出生后患先天性心脏病。

作息紊乱对孕妈和胎儿的影响

子午流注是两个小时为一个时间段，分别是十二正经的运行时间。如果身体出现不适，可以根据时间来判断哪条经络出现问题，根据症状综合判断是什么性质的问题，然后应对处理。"子午流注，经络当令"，意思是这个时段经络功能活跃，身体也会自动分配气和血来濡养这个经络。

❋ 胆经当令

23：00 ～ 1：00，晚上这个时间段应该睡着，以便更好地濡养胆经。长期半夜不睡觉，孕妈和宝宝都容易患上肝血虚、肿物、乳腺或胆囊疾病，或半夜咳嗽发烧，宝宝出生后会出现胆道闭锁、肝损害、黄疸、不愿意睡觉、哭闹等。

孕妈保养须知：分型推拿调理。

（1）胆经热

【穴方283】揉精宁10分钟，早、晚各1次，推到症状消失为止。

忌食热、温、烤、炸、焙烙、燥、干之品，忌受热。

（2）胆经寒

【穴方284】分推阳10分钟，早、晚各1次，推到症状消失为止。

忌食生、冷、寒、凉之品，忌着凉。

❋ 肝经当令

1：00 ～ 3：00，这个时间段是气血濡养肝经的时刻，需要休息，不然容易得各种肝病。孕妈这个时间段不睡觉，容易患上高血压、焦虑症、肝血管瘤、肝囊肿等，腹中宝宝的肝经、胆经也会出现各种问题，或出生后肝功能异常、脑出血等。

孕妈保养须知：分型推拿调理。

（1）肝经热

【穴方285】揉肾纹10分钟，早、晚各1次，推到症状消失

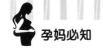

为止。

忌食热、温、烤、炸、焙烙、燥、干之品，忌受热。

（2）肝经寒

【穴方286】上三关10分钟，早、晚各1次，推到症状消失为止。

忌食生、冷、寒、凉之品，忌着凉。

❋ **肺经当令**

3：00～5：00，这个时间段肺气推动心血濡养全身，需要好好休息。此时如果出现胸闷、咳嗽、失眠等症，说明肺经和心经出现了紊乱，如果不及时调理，日后可能会为肺病甚至肿瘤埋下伏笔。腹中宝宝出生后可能会出现心肺功能不健全。

孕妈保养须知：分型推拿调理。

（1）肺经热

【穴方287】泻肺金10分钟，早、晚各1次，推到症状消失为止。

忌食热、温、烤、炸、焙烙、燥、干之品，忌受热。

（2）肺经寒

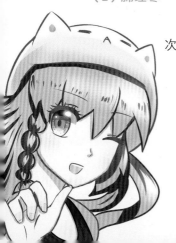

【穴方288】补肺金10分钟，早、晚各1次，推到症状消失为止。

忌食生、冷、寒、凉之品，忌着凉。

✳ 大肠经当令

5：00～7：00，这个时间段是气血濡养大肠经的时刻，推动糟粕排泄，多数人是早上 5：00～7：00 大便，这也是应该起床的时间。此时孕妈出现腹痛、腹泻、咳嗽、咳痰、喷嚏、气短等症状，说明大肠经出现了问题，日后宝宝也容易出现以上不适。

孕妈保养须知：分型推拿调理。

（1）大肠经热

【穴方289】泻大肠 10 分钟，早、晚各 1 次，推到症状消失为止。

忌食热、温、烤、炸、焙烙、燥、干之品，忌受热。

（2）大肠经寒

【穴方290】补大肠 10 分钟，早、晚各 1 次，推到症状消失为止。

忌食生、冷、寒、凉之品，忌着凉。

✳ 胃经当令

7：00～9：00，这个时间段胃经准备足够的气血受纳食物、消化食物，如果此时还在睡觉，胃的阳气会受损，容易出现胃病。孕妈此时出现头晕、恶心、腹痛、心慌等，说明病在胃经，日后可能也会影响宝宝的食欲和消化功能。

孕妈保养须知：分型推拿调理。

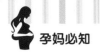

（1）胃经热

【穴方291】泻新四横纹10分钟，早、晚各1次，推到症状消失为止。

忌食热、温、烤、炸、焙烙、燥、干之品，忌受热。

（2）胃经寒

【穴方292】补板门10分钟，早、晚各1次，推到症状消失为止。

忌食生、冷、寒、凉之品，忌着凉。

☀ 脾经当令

9：00～11：00，这个时间段是脾经气血充足的时刻，准备输送由胃消化来的养分。同样的，如果孕妈这个时间段保养不好，脾胃阴气盛，五脏六腑就会缺少养分而出现问题。所以，早餐不能不吃，宝宝日后的脾胃功能跟孕期饮食等各方面的保养密不可分。

孕妈保养须知：分型推拿调理。

（1）脾经热

【穴方293】泻脾土10分钟，早、晚各1次，推到症状消失为止。

忌食热、温、烤、炸、焙烙、燥、干之品，忌受热。

（2）脾经寒

【穴方294】补脾土8分钟，早、晚各1次，推到症状消失为止。

忌食生、冷、寒、凉之品，忌着凉。

✸ 心经当令

11：00～13：00，这个时间段气血濡养心经，孕妈应该好好休息，小睡一会儿最好，不能生气。此时孕妈如果出现心慌、心悸、心绞痛等症状，说明心经不通，继而影响胎儿的心经，日后宝宝的心脏瓣膜可能会出现问题，或者鼻梁上出现青筋，或者爱哭闹、睡眠不好等。

孕妈保养须知：分型推拿调理。

（1）心经热

【穴方295】揉总筋10分钟，早、晚各1次，推到症状消失为止。

忌食热、温、烤、炸、焙烙、燥、干之品，忌受热。

（2）心经寒

【穴方296】补脾土10分钟，早、晚各1次，推到症状消失为止。

忌食生、冷、寒、凉之品，忌着凉。

✸ 小肠经当令

13：00～15：00，这个时间段气血濡养小肠经，促进午饭后的营养吸收，此时适当多喝水，利尿、排泄垃圾。如果孕妈此时出现困倦、心烦、尿频等症，说明病在小肠经和心经。宝宝日后可能会出现营养吸收不好的情况，表现为容易腹泻、尿床、睡眠不好等。

孕妈保养须知：分型推拿调理。

（1）小肠经热

【穴方297】泻小肠10分钟，早、晚各1次，推到症状消失为止。

忌食热、温、烤、炸、焙烙、燥、干之品，忌受热。

（2）小肠经寒

【穴方298】补小肠10分钟，早、晚各1次，推到症状消失为止。

忌食生、冷、寒、凉之品，忌着凉。

✻ 膀胱经当令

15：00～17：00，这个时间段是一天中膀胱经功能最好的时刻，增强防预外感功能，提高肾的阳气，增强代谢能力。如果孕妈此时出现怕冷、腰酸痛、下肢浮肿等症，说明问题在膀胱经，对宝宝的影响是先天肾阳气不足，可能会出现肾积水，出生后排尿、排便不畅等。

孕妈保养须知：分型推拿调理。

（1）膀胱经热

【穴方299】下六腑7分钟，早、晚各1次，推到症状消失为止。

忌食热、温、烤、炸、焙烙、燥、干之品，忌受热。

（2）膀胱经寒

【穴方300】外劳宫7分钟，早、晚各1次，推到症状消失为止。

忌食生、冷、寒、凉之品，忌着凉。

❋ 肾经当令

17：00～19：00，这个时间段气血濡养肾经，此时该下班休息了，不能劳累，不要继续消耗能量。此时孕妈如果出现腰膝酸软、头晕目眩、健忘、血压上升等症，病在肾经。肾经气血不充，会导致孕妈流产或早产，胎儿骨骼畸形、囟门过大、脑积水、脑发育不全等。

孕妈保养须知：分型推拿调理。

（1）肾经热

【穴方301】补肾水16分钟，早、晚各1次，推到症状消失为止。

忌食热、温、烤、炸、焙烙、燥、干之品，忌受热。

（2）肾经寒

【穴方302】外劳宫10分钟，早、晚各1次，推到症状消失为止。

忌食生、冷、寒、凉之品，忌着凉。

❋ 心包经当令

19：00～21：00，这个时间段气血濡养心包经。此时如果孕妈出现高热、喜笑不休、抽搐、头晕、心前区憋闷，说明心包经有问题。胎儿易患先天性心脏病，有的出生后每天这个时间段都会哭闹不停。

孕妈保养须知：分型推拿调理。

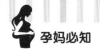

（1）心包经热

【穴方303】泻天河水10分钟，早、晚各1次，推到症状消失为止。

忌食热、温、烤、炸、焙烙、燥、干之品，忌受热。

（2）心包经寒

【穴方304】顺运内八卦10分钟，早、晚各1次，推到症状消失为止。

忌食生、冷、寒、凉之品，忌着凉。

❋ 三焦经当令

21：00 ～ 23：00，这个时间段气血贯通上、中、下焦，此时孕妈不要吃饭，否则会阻碍中焦气血。此时孕妈如果出现胃痛、胀气、尿频、咳嗽、心律不齐等症，说明三焦经不通。宝宝出生后可能会出现全身气血不通的症状，咳嗽、腹胀等状况频发。

孕妈保养须知：分型推拿调理。

（1）三焦经热

【穴方305】泻板门15分钟，早、晚各1次，推到症状消失为止。

忌食热、温、烤、炸、焙烙、燥、干之品，忌受热。

（2）三焦经寒

【穴方306】补脾土10分钟，早、晚各1次，推到症状消失为止。

忌食生、冷、寒、凉之品，忌着凉。

生活环境对孕妈和胎儿的影响

生存的环境至关重要，不管是空气、温度、湿度、磁场，还是人文环境等，都会让孕妈、胎儿的健康产生很大变数。

（1）热环境：太热对大脑、脏腑都有伤害，津液丧失得多，人会变得越来越阴虚，虚火就会上来。热对胎儿的影响：轻者成为热性体质，出生后容易得热病，重者出现畸形甚至夭折。所以，夏天不要在阳光下长时间暴露，室温要控制，不能过热。

（2）冷环境：太冷的话，人会被冻伤、生冻疮，全身血液循环不良，组织缺血，胎儿会发育迟缓甚至停止发育。所以，冬天室内不能太冷，否则会消耗人体阳气，易患寒病。

（3）湿环境：长期处于潮湿环境中，会增加体内的湿气，影响气血运行，体内有热的人适合这样的环境，体内虚寒之人不适合在这样的环境中久待，胎儿日后容易得湿疹。

（4）燥环境：干燥使体内水分蒸发，形成阴虚体质，宝宝日后容易出现过敏性问题。

（5）噪音环境：持续噪音会让人心情烦躁，情绪不稳，疲惫抑郁，减少寿命，对胎儿的听力影响极大。

（6）污染环境：不管是空气、水污染，还是土地污染，都会引起人的慢性甚至急性中毒。

（7）辐射环境：辐射会降低人体免疫力，杀伤血细胞，损害神经，对胎儿的伤害是致畸。

（8）环境不要变来变去，因为每到一

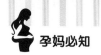

个新环境就要重新适应，孕妈本身气血就易不足，大冷或大热身体不能及时适应，病就来了。所以，孕妈应该在一个舒适的恒温环境中养胎，这样生活、工作、睡眠时不至于因为温度变化而感冒，感冒对孕妈本身和胎儿的影响都很大。

（9）孕期不要出远门，劳累颠簸和途中不确定因素等容易诱发流产或早产，或者感染疾病等。

胎儿发育各个阶段详情

在每个发育阶段，孕妈的健康一旦受到损害，腹中宝宝可能会出现各种各样的先天问题。所以，孕妈的整个孕期都非常重要。为了宝宝的身心健康，孩子妈，你是天使，给予生命，要负起责任，保护宝宝的安全。十月怀胎，伟大的母亲，向你致敬！

从胚芽→胚胎→胎儿，宝宝每个月的发育情况怎样，宝妈们现在就可以知道了。

妊娠通常是单胎，有的是双胞胎，个别的是三胞胎或以上。胎儿发育在妊娠 8 周前称胚胎，之后称为胎儿。在 37 ～ 42 周出生的宝宝是足月儿，在 37 周前出生的宝宝是早产儿，在 42 周后出生的宝宝是过期产儿。胎儿身高、双顶径、腹围、股骨长、体重计算法等，参见附篇"胎儿发育表"。

宝宝成长记——

✳ 妊娠第一个月

　　妊娠 1～4 周，指孕妇从末次月经第 1 天算起 4 周以内的时间。末次月经后第 1、2 周排卵、受精，受精后约 4 天受精卵从输卵管到达子宫。第 3 周受精卵准备着床。第 4 周胚芽已种植于子宫内膜内，胚芽长约 0.2cm，像个小海马，神经管、四肢、眼睛开始分化。这时大部分孕妇没有什么反应。

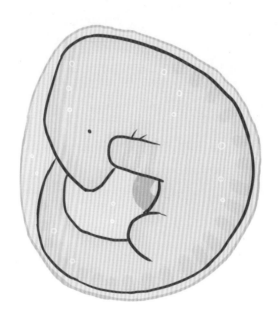

胚芽1个月

✹ 妊娠第二个月

妊娠 5 ～ 8 周，胚芽发育成胚胎，胚胎的眼睛、嘴、耳朵、肘、膝、手指、脚趾成形，长约 1.66cm，芸豆粒大小。未来脑和脊柱的神经管形成。长出了阑尾和胰腺。肝脏开始造血。胎盘通过脐带开始向胚胎输送血液。超声显像心脏形成并有搏动。如果末次月经结束超过 7 天，可到医院验血，若人绒毛膜促性腺激素（HCG）检测呈阳性，确定怀孕。

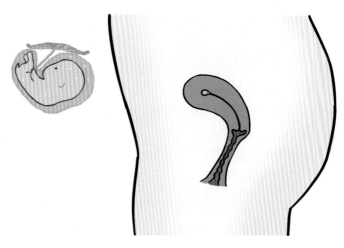

胚胎2个月

　　早孕反应从妊娠 4 ～ 7 周开始，有的孕妇早孕反应严重，甚至反应伴随着整个孕期，有的反应不是很严重，有的没有反应。表现为恶心、呕吐、食欲减退、头晕、无力、胃痛、头痛、腰痛、失眠、咳嗽、对异味敏感，严重的会血压下降、脱水、胃出血、流产等。宝爸应该关心、体贴、照顾宝妈，让宝妈顺利渡过这一非常难受的时期，有助于腹中宝宝的健康发育。第二个月内容易诱发先兆流产、自然流产，此时孕妈不要做剧烈运动，不要提重物，适当卧床休息。

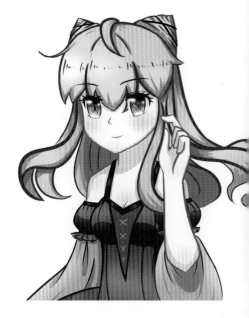

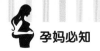
❋ 妊娠第三个月

　　妊娠9～12周，现在起称为胎儿，出现人的轮廓，长好眼睑和耳朵。尾巴已经消失。各关节都开始活动。心脏有心室、心脏瓣膜。有了手指甲、脚趾甲和绒毛样的头发。纸一样薄的皮肤。会吞咽羊水。肾能分泌尿液。会伸手、踢腿。胎儿长约4.58cm，重约14g。胎儿外生殖器发育。此时仍然是致畸高发期，孕妈不要忘记定期进行产前检查，以便筛查严重畸形儿。

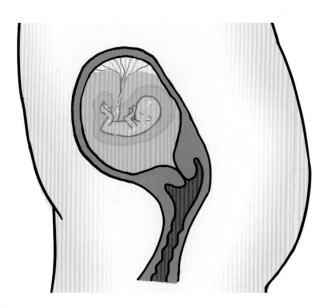

胎儿3个月

❋ 妊娠第四个月

妊娠 13 ～ 16 周，多数宝妈的早孕反应已消失。此时有胎动了，胎儿在羊水里自由飘动。肝脏分泌胆汁。开始有光感、有胎毛、头上有毛发、有眉毛、有睫毛、有汗腺、有手指甲、有脚趾甲、有声带、有味蕾。眼、耳、鼻已完全形成。胎盘与子宫已经紧密连接在一起。此时可确定胎儿的性别。胎儿长约 11.4cm，重约 99g，如鸭梨那么大。

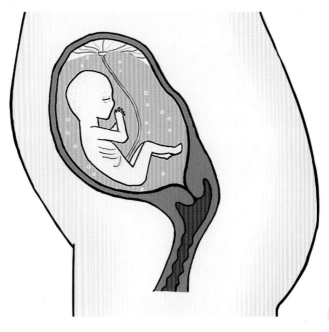

胎儿4个月

❋ 妊娠第五个月

　　妊娠 17 ～ 20 周，胎动越来越频繁。皮肤上出现胎脂。头发越长越密。肝脏开始造血。可以吮吸拇指。神经肌肉开始发育，骨骼越发强壮。女孩的阴道、子宫和输卵管已经形成，男孩的阴茎、阴囊发育。大脑的听觉、嗅觉、视觉、触觉、味觉神经发育完善。不断吞咽羊水，产生胎粪。胎儿长约 25cm，重约 300g。这个月之后，孕妈容易出现腿抽筋，请适量补充钙片。

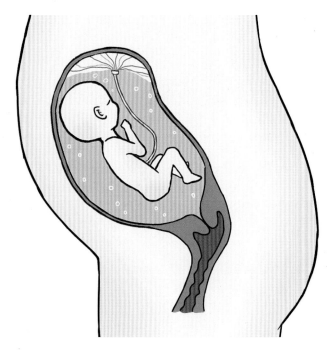

胎儿5个月

✳ 妊娠第六个月

  妊娠21～24周，宝宝的大脑可以记和听了，此时记得陪伴宝贝胎教学习。胎儿在羊水中随意游动。皮肤有脂肪，但不够多，皮肤还是皱皱的。可以睁眼、闭眼。能听到母体内的声音。肺部进一步发育。此时胎儿长约30cm，重约450g。

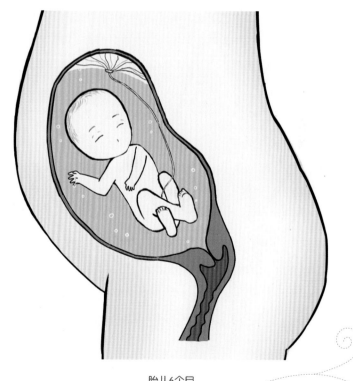

胎儿6个月

✳ 妊娠第七个月

　　妊娠 25 ～ 28 周，胎儿皮肤变红，体重迅速增加。能睁眼、闭眼，对光敏感。可以有规律地睡眠。男宝宝的睾丸已经下降到阴囊里。胎儿长约 37.5cm，重约 900g。这个月的早产儿可以存活了。

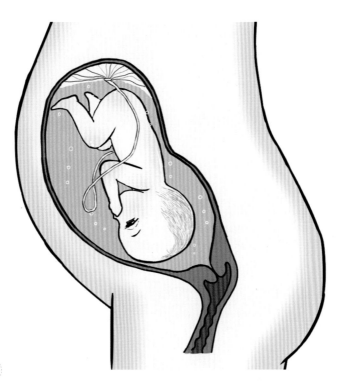

胎儿7个月

❋ 妊娠第八个月

妊娠 29 ～ 32 周，胎儿继续生成大脑细胞。身高、体重继续增加，肌肉、骨骼越发结实。听觉成熟，能听到母体外的声音。此时胎儿长 42 ～ 46cm，重约 1800g。如果打算顺产，避免营养过剩，以免胎儿过大而影响生产。

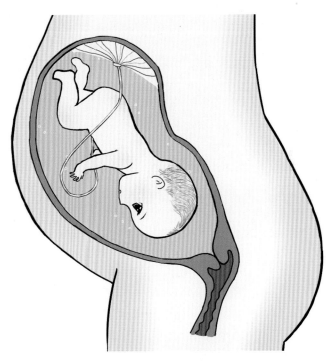

胎儿8个月

❉ 妊娠第九个月

妊娠 33 ～ 36 周，胎儿发育已经健全。有表情。胎毛开始脱落。脂肪增加。胎位开始下降、转胎，准备出生。此时胎儿长约50cm，重约2700g。

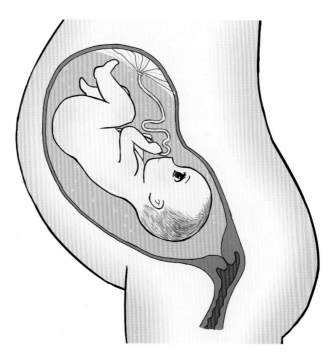

胎儿9个月

❋ 妊娠满十个月

妊娠 37 ～ 40 周，此时胎儿应该出生了。身长 50 ～ 55cm，重约 3000g 或以上。胎儿头围、胸围、腹围等已达标。内脏健全。手握力、脚蹬力比较好。胸廓变大。羊水由清澈变为乳白色。出生哭声响亮，吸吮强，能很好地存活。随时观测胎盘老化情况，胎盘钙化厉害则需要催产或剖宫产。胎儿娩出时断脐带，胎盘随后也娩出，此时胎盘已完成使命。这时出生或提前 2 周、延迟 2 周出生均属正常。

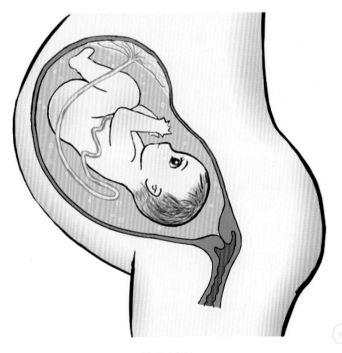

胎儿10个月

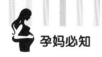

✏ 孕期畸形宝宝案例警示

例1：因为各种原因导致孕妈子宫瘀滞缺血而引起胎停。例如，孕8周单胎，停经30天，有轻微恶心、呕吐等早孕反应，突然出现下腹痛伴阴道流血，色鲜红，量较多，B超示胎儿停止发育，行人工流产术。

例2：早期孕检要按时做，胎儿出现严重畸形要尽早终止妊娠。例如，孕12周单胎，孕前未做检查，此时彩超发现胎儿畸形（胎儿全身水肿，颈部可见囊性包块，大小约2.8cm×1.4cm，考虑颈部囊肿，胎儿四肢长骨短小，脊柱椎骨骨化，有软骨发育不良可能，单脐动脉，左侧缺如），入院行引产术。

例3：孕前请调理好身体，流产不能多次做，子宫会留瘀，影响下次妊娠和胎儿发育。例如，孕16周单胎，未做早期唐氏筛查。彩超未探及胎心搏动，考虑胚胎停止发育。曾行剖宫产1次，也曾孕9周稽留流产1次，这次又入院行引产术。

例4：子宫气血不足容易出现先兆流产，子宫缺血轻者保胎后往往不会有问题，子宫缺血重者胎儿可能会畸形，应及时做早期筛查。例如，孕22周双胎，3天前出现双胎输血综合征后行射频消融减胎术，术后1天出现规律宫缩无法抑制流产，两天后娩出两死胎，外表未见异常。孕早期因阴道流血保胎治疗，早期未做地贫筛查和唐氏筛查。

例5：早期孕检筛查一定要做，若胎儿畸形，早发现早终止妊娠，等到中晚期结束妊娠，孕妈会多受罪。例如，孕25周单胎，孕早期因阴道流血保胎治疗，未做唐氏筛查、地贫筛查。彩超提示胎儿畸形，行脐血染色体核型分析提示唐氏综合征，入院行羊膜腔穿刺术后引产。

例 6：唐氏筛查的最佳时间是孕 15 ～ 20 周。例如，孕 28 周单胎，孕早期未做唐氏筛查、地贫筛查，彩超提示胎儿多发畸形（法洛四联征，左手呈钩状，双侧脉络丛囊肿，胆囊体积稍大），入院行羊膜腔穿刺术后引产。

例 7：子宫做过手术的孕妈，比没做过手术的人更容易出现子宫破裂和死胎，因此再次妊娠时更要注意按时产检。例如，孕 32 周单胎，孕早期无明显早孕反应，孕期未做产检，未做 B 超检查，几年前曾剖宫产过一正常胎儿。规律宫缩 14 小时后，彩超见子宫下段（疑当年剖宫产切口处）有一断裂口，未探及胎心搏动，考虑妊娠子宫前壁破裂、死胎，入院后立即行急诊剖宫产，娩出一死胎。

例 8：甲状腺癌，可因肝经严重瘀堵不通所致。肝、胆就像是一家人，彼此有病都会累及。哮喘也可因肝气犯肺所致，耳朵周围有胆经绕行，孕妈如果在这方面没有调理好，宝宝可能会因先天胆经不通而出现畸形。所以说，要想怀孕，必须先调理好自己的身体。例如，孕 37 周单胎，曾因支气管哮喘入院，但未治疗。孕前曾因"左侧甲状腺癌"行手术治疗，术后孕期一直口服优甲乐。宝宝出生后，发现无内外耳道。

例 9：宝宝被确诊为阴道闭锁，原因是孕期糖尿病代谢异常导致胎儿畸形。例如，孕 40 周单胎，妊娠期糖尿病，孕早期曾感冒 1 周，未治疗，后自愈。因"羊水 II 度并有些混浊，妊娠期糖尿病"做剖宫产，娩出一活女婴，被确诊为阴道闭锁。

例 10：孕前宝妈、宝爸双方一定要把身体调理好，否则怀孕后子宫气血异常，或胎儿遗传来的经络异常，日后宝宝发育就会

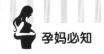

出现问题。孕检非常重要，如果不做孕检，胎儿畸形就无法早知道，就无法尽早终止妊娠，对孕妈的身体伤害很大。例如，孕40周，彩超示孕妈宫颈左侧壁有4.2cm×3.6cm回声，考虑子宫肌瘤，入院待产后因胎心监测异常，行剖宫产术，娩出一活女婴，脊柱有一凹陷，被确诊为隐形脊柱裂。

孕期常见问题处理

下面详细介绍孕期常见问题的处理方法，要根据体质的不同、具体情况的不同，辨证分型处理。如何判断体质是寒、是热，还是阴虚，详见基础知识篇"三种辨证分型和表现特点"。

宫外孕

宫外孕，指受精卵在子宫体以外的部位着床生长，比如在腹腔里、卵巢上、韧带上、输卵管伞部、输卵管壶腹部、输卵管峡部、输卵管间质部、宫颈部等，但大多数发生在输卵管。停经后，突然出现腹痛、阴道流血，请速到医院就诊，以免有生命危险。通过验血、超声检查、腹腔镜检等方法，确定是否是宫外孕。是用药物治疗还是手术治疗，要看宫外孕的位置、输卵管是否破裂、孕妈是否有生命危险等具体情况而定。发生宫外孕，说明孕妈气血运行不正常，需要好好调养身体，以免日后再次发生宫外孕。

横搓调理

【穴方307】横搓小腹，每次30分钟，每日2～3次，天天坚持（待急性期过了之后再调理，做过手术者待伤口好了之后调理）。横搓3～6个月或更长时间，实际推多久要根据瘀堵的情况而定，目的是通过推拿手法疏通子宫附件所在的经络。若发现怀孕，不可以横搓，轻轻抚摸即可。

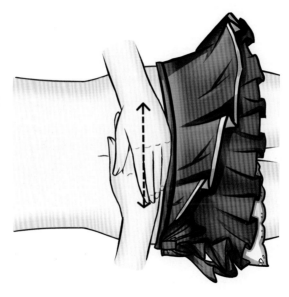

横搓小腹

※ 流产

妊娠不足28周，胎儿体重不足1000g而终止妊娠者称为流产。孕12周前终止者称为早期流产，孕12周至不足28周终止者称为晚期流产。早期流产时，胚胎先死亡，先出现阴道流血，

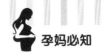

后出现腹痛。晚期流产时，胎儿有的是活着的，有的是死胎，先出现腹痛、宫缩，后出现阴道流血。流产分为自然流产和人工流产。B超和妊娠试验可确诊。

流产的类型，分为以下四类：

（1）先兆流产：孕28周前发生，出现下腹痛或腰痛、阴道流血等，有的经过治疗后可继续妊娠。

（2）难免流产：流产已经不可避免了，胚胎或胎囊堵塞于宫颈口内。

（3）不完全流产：妊娠物排出后，还有部分妊娠物或胎盘残留于宫腔而堵塞宫颈口等，引起大出血甚至休克。

（4）完全流产：妊娠物全部排出，阴道流血、腹痛逐渐消失。

流产的原因：有胚胎染色体原因，也有孕妈的身体原因，包括内分泌疾病、体弱肾虚、情绪激动、劳累、感染、外伤、惊吓、夫妻同房、阴道内诊手法不当等，都可导致子宫收缩，引起先兆流产或流产。

黄体酮很低或宫颈口松弛等其他各种急性期状况，请及时到医院诊治。之后需要仔细辨证分型推拿及饮食调理，不然容易形成习惯性流产。

❋ 妊娠呕吐

妊娠呕吐，怀孕40天前后出现。有的没有呕吐症状，有的出现轻微恶心，有的呕吐屈指可数，有的会剧烈呕吐，不能进食，甚至出现体重轻于孕前5%以上、尿酮体阳性的，眼球震颤，精神迟钝，嗜睡，昏迷，鼻出血，骨膜出血，视网膜出血等，请立即去医院就诊，以免出现生命危险，必要时终止妊娠。

（1）体热型

【穴方308】合谷10分钟，泻新四横纹10分钟，每日重复操作，连续推2～3次。

忌食热、温、烤、炸、焙烙、燥、干之品，忌受热。

（2）体寒型

【穴方309】补脾土10分钟，补板门10分钟，每日重复操作，连续推2～3次。

忌食生、冷、寒、凉之品，忌着凉。

✳ 妊娠咳嗽

有的孕妈不咳嗽，有的轻微咳嗽，有的则彻夜咳嗽，无法入眠，有的甚至咯血，对孕妈的身体造成伤害，腹中宝宝也会受到影响。

（1）体热型

【穴方310】逆运内八卦10分钟，新小横纹10分钟，每日重复操作，连续推2～3次。

忌食热、温、烤、炸、焙烙、燥、干之品，忌受热。

（2）体寒型

【穴方311】补板门7分钟，补肺金7分钟，每日重复操作，连续推2～3次。

忌食生、冷、寒、凉之品，忌着凉。

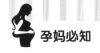

✳ 妊娠发烧

孕妈妊娠早期发烧对腹中宝宝的影响非常大，致畸率很高。同样的，吃某些药物也会对腹中宝宝造成损害。当然，烧得特别高时需要综合治疗，烧退后只能好好进行孕检，随时观测胎儿有没有畸形发生。孕妈不要蒸桑拿、泡温泉，夏天室内温度也不能太高，否则对胎儿会有影响。

（1）体热型

【穴方312】泻天河水10分钟，二扇门10分钟，每日重复操作，连续推2～3次。

忌食热、温、烤、炸、焙烙、燥、干之品，忌受热。

（2）体寒型

【穴方313】上三关10分钟，一窝风10分钟，每日重复操作，连续推2～3次。

忌食生、冷、寒、凉之品，忌着凉。

✳ 妊娠贫血

妊娠贫血，到医院验血即可确诊。贫血孕妇免疫力下降，对分娩、手术、麻醉等耐受差，患其他病的概率升高，增加分娩的风险，容易引起贫血性心脏病，甚至出现失血性休克、死亡等。孕妈重度贫血会导致胎儿发育迟滞、胎儿窘迫、死胎或早产。如果是缺铁性贫血，请按照医生的建议，补充铁剂。

（1）阴虚型

【穴方314】肾水30分钟，早、晚各1次。

忌食热、温、烤、炸、焙烙、燥、干之品，忌受热。

（2）阳虚型

【穴方315】补脾土10分钟，肾水10分钟，每日重复操作，连续推2～3次。

忌食生、冷、寒、凉之品，忌着凉。

❋ 妊娠高血压

妊娠高血压，指孕期出现血压升高，重者出现蛋白尿，甚至抽搐等。孕妈和胎儿全身各器官组织缺血，严重者危及孕妈和胎儿的生命。血压很高者，药物治疗和推拿调理同时进行，可快速缓解病情。

（1）实火型

【穴方316】阳池10分钟，下六腑10分钟，天河水10分钟，每日重复操作，连续推2～3次。

忌食热、温、烤、炸、焙烙、燥、干之品，忌受热。

（2）阴虚型

【穴方317】阳池10分钟，肾水20分钟，二人上马10分钟，每日重复操作，连续推2～3次。

忌食热、温、烤、炸、焙烙、燥、干之品，忌受热。

❋ 妊娠低血糖

孕妈站立或行走时突然出现眼前发黑，视物不清，头晕眼花，步伐不稳，手脚冰冷，面色苍白，心慌，出冷汗，有饥饿感，身上颤抖，头晕，恶心，呕吐，惊厥甚至昏迷等，是低血糖的表现，空腹血糖检测值低于 3.6mmol/L，严重者需要输葡萄糖等。出行或在家里备好糖块、糖水、甜水果等含糖多的食物，稍微有症状就要马上吃点。不要一个人出门，不要骑车、开车，好好睡觉，好好吃饭，不要生气。

（1）阴虚型

【穴方 318】泻板门 8 分钟，肾水 15 分钟，每日重复操作，连续推 2 ～ 3 次。

忌食热、温、烤、炸、焙烙、燥、干之品，忌受热。

（2）阳虚型

【穴方 319】补脾土 10 分钟，补板门 5 分钟，每日重复操作，连续推 2 ～ 3 次。

忌食生、冷、寒、凉之品，忌着凉。

❋ 妊娠糖尿病

孕妈空腹血糖检测正常值是 3.6 ～ 5.1mmol/L，持续超过上限为糖尿病，偶尔一次升高不作病论。一种情况是孕前有糖尿病，怀孕后加重。另一种情况是孕前没有糖尿病，孕后出现糖尿病。

妊娠糖尿病的危害：易出现流产、早产、胎儿畸形，或抑制胎儿发育；诱发感染，容易并发代谢性酸中毒，导致羊水过多；孕出巨大胎儿，增加难产的概率；新生儿肺成熟延迟，新生儿低血糖等。严重者需要药物治疗和推拿调理双结合。

(1) 体热型

【穴方 320】肾水 10 分钟，下六腑 10 分钟，每日重复操作，连续推 2 次。

忌食热、温、烤、炸、焙烙、燥、干之品，忌受热。

(2) 体寒型

【穴方 321】补板门 10 分钟，补脾土 10 分钟，每日重复操作，连续推 2 次。

忌食生、冷、寒、凉之品，忌着凉。

❋ 妊娠羊水过少或过多

妊娠期间羊水量超过 2000mL，为羊水过多；妊娠期间羊水量少于 300mL，为羊水过少。B 超检查即可确诊。合并胎儿畸形者，需要终止妊娠。若胎儿无畸形，肺已经成熟，羊水过多者可行穿刺放出部分羊水，羊水过少者可行穿刺增加羊水，也可以催产。同时，可用推拿手法调理体质，让羊水减少或增加。

(1) 阴虚型

【穴方 322】肾水 26 分钟，二人上马 6 分钟，每日重复操作，连续推 2 ~ 3 次。

忌食热、温、烤、炸、焙烙、燥、干之品，忌受热。

(2) 阳虚型

【穴方 323】补脾土 10 分钟，分阳 10 分钟，每日重复操作，连续推 2 ~ 3 次。

忌食生、冷、寒、凉之品，忌着凉。

❋ 前置胎盘

孕妈前置胎盘，分为以下 3 种情况。

（1）完全性前置胎盘：胎盘组织完全覆盖宫颈内口。

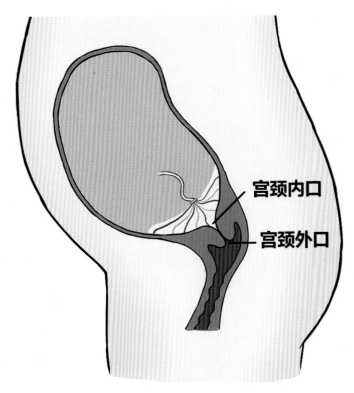

宫颈内口

宫颈外口

完全性前置胎盘

（2）部分性前置胎盘：胎盘组织部分覆盖宫颈内口。

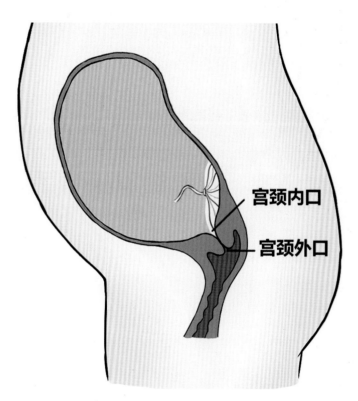

宫颈内口

宫颈外口

部分性前置胎盘

（3）边缘性前置胎盘：胎盘组织下缘到达宫颈内口，没有超越宫颈内口。

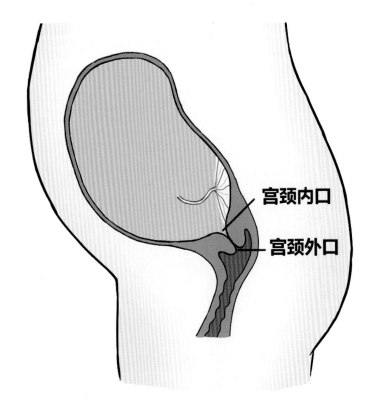

边缘性前置胎盘

表现：孕晚期无痛性阴道流血。彩超即可确诊。前置胎盘严重者会大出血，危及孕妇和胎儿的生命，请按时孕检，有症状随时就医。

原因：多次妊娠、多次流产、子宫做过手术、高龄孕妇、人工受孕、双胞胎或多胞胎、身体不好、气血运行异常、下焦不通等。

注意事项：先把身体调理好再怀孕，以免受精卵异位着床。已经是完全性前置胎盘者，情况无法改变。部分性前置胎盘和边缘性前置胎盘者，可以通过推拿手法调整气血，让胎盘往好的方向生长，不让病情继续加重，减轻并发症。

孕妈可根据自己的体质，分型推拿调理。

（1）体热型

【穴方324】下六腑7分钟，新小横纹10分钟，每日重复操作，连续推2～3次。

忌食热、温、烤、炸、焙烙、燥、干之品，忌受热。

（2）体寒型

【穴方325】肾水10分钟，外劳宫10分钟，每日重复操作，连续推2～3次。

忌食生、冷、寒、凉之品，忌着凉。

✳ 胎盘早剥

妊娠5个月以后或分娩期，正常位置的胎盘在胎儿娩出前，部分或全部从子宫壁上剥离，孕妈突发持续性腹痛，有的没有阴道流血，病情急，发展太快，严重者会休克、大出血等，危及孕妈和胎儿的生命，发现后请迅速到医院抢救。

✳ 胎膜早破

产前突发胎膜破裂，较多液体从阴道流出，请速到医院就

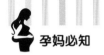

诊。胎膜早破可引起早产、胎盘早剥、脐带脱垂、胎儿窘迫或死亡、孕妈和胎儿感染等。

✹ 脐带异常

正常情况下，脐带长 30 ～ 100cm，平均长度为 55cm 左右。如果出现脐带过长或过短，脐带先露出来，脐带脱垂，脐带绕颈、四肢、躯干，脐带打结，脐带扭转，脐带附着在胎盘边缘等情况，会危及胎儿的生命，请速到医院就诊。

✹ 胎位不正

正常胎位是头位，异常胎位有：持续枕后位，持续枕横位，胎头高直位，前不均倾位，面部先露，臀部先露，肩先露，胎头同时伴有肢体先露，臀位同时伴有肢体先露等。

孕妈要注意按时孕检，妊娠 6 个月后还是胎位不正，请抓紧时间矫正胎位。实在矫正不过来，分娩前根据情况灵活决定，千万不要一味追求顺产。不符合顺产条件，强行顺产胎儿，会导致胎儿身体损伤，有的导致宝宝脑瘫，严重的会危及孕妈和胎儿的生命。反过来说，符合顺产条件的孕妈，也不能因为害怕疼而选择剖宫产，毕竟剖宫产是个大手术，并发症也会很多。

所以，面对胎位不正，请根据实际情况选择宝宝的出生方式，以能保证大人和孩子的健康为前提。

胎位矫正方法 1

孕妈排空尿，松解裤带，跪在床上（千万不要压着肚子），前胸贴在床上。每次操作 15 分钟，每天 3 次，连做 1 周后复查。

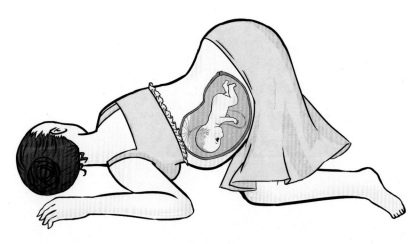

胎位矫正前

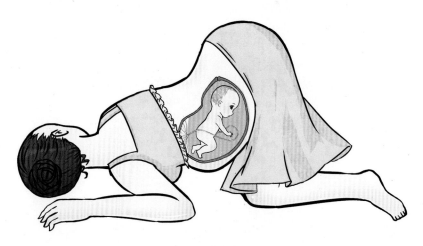

胎位矫正后

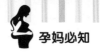

胎位矫正方法 2

点燃艾条，温和灸，距离双脚至阴穴 2 ～ 3mm。每次灸 15 ～ 20 分钟，每天 1 次，1 周后复查。

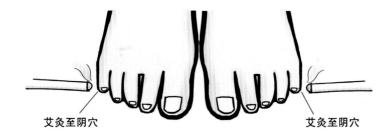

艾灸至阴穴　　　　　　　　　　　　　　　　艾灸至阴穴

艾灸至阴穴矫正胎位

✳ 过期生产

超过 42 周还没有生产迹象，请到医院征求医生意见，要随时进行产前检查，了解胎心、羊水、胎盘等具体情况。

生产宝宝篇

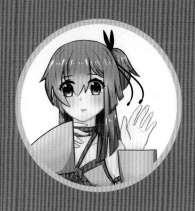

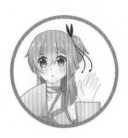

分娩基础知识

生宝宝，是孕妈一生中最重要的也是最关键的时刻，弄不好会丢了母子的性命，一定要重视，选择正规的医院生产，万一出现问题，大人、孩子抢救及时。宝爸此刻一定要给予宝妈极大的温暖、陪伴和鼓励，让宝妈树立信心，战胜困难！

如何计算预产期

正常胎儿在体内是 40 周，280 天后出生，有的会提前或延后 2 周出生，均属正常。

预产期的计算方法有以下两种：

（1）末次月经的月加 9 或减 3，日加 7（阴历则加 14）。

例如，末次月经是 2017 年 7 月 27 日，预产期是 2018 年 5 月 6 日。计算方法如下：

算月：7 + 9 = 16（12 个月 + 4 个月 = 第二年 4 月）；或 7 − 3 = 4（第二年 4 月）。

算日：27 + 7 = 34（一个月按 28 天算 + 6 天 = 超过 28 天往上进一个月即 5 月，剩下的 6 即 6 日）。

（2）到医院做彩超，根据胎儿大小判断预产期。

生产信号

阴道见红，羊水早破，宫缩规律，出现其中一种信号，表示快要生产宝宝了。

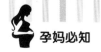

✸ 分娩方式的选择

顺产

符合顺产条件的孕妈，需要注意以下事项：

（1）妊娠 7 个月后不能贪食，以免孩子太大，造成生产困难。

（2）孕妈要保证充足的睡眠，还必须吃饱饭，才能保持很好的体力生产。曾见过一案例，二胎顺产，由于宝妈没吃饭，生产的时候没有力气，宝宝的头在产道出来又回去，来来回回折腾好多次，孩子出生后脑瘫。

（3）孕妈要保持良好的心态，才能有足够的勇气把新生命带到世间。

（4）必须先产检，确定胎儿的大小，评估产力、产道是否适合顺产，估算生产时间。

（5）顺产也有风险，例如，容易出现难产、生产时间过长导致孩子脑瘫、产道撕裂、子宫脱垂、膀胱韧带损伤、产妇大出血、羊水栓塞等，严重的危及孕妈和宝宝的生命。

剖宫产

遇到以下情况，孕妈则需要剖宫产。

（1）危及胎儿

①胎儿出现宫内缺氧，或分娩过程中缺氧，短时间不能顺利分娩。

②胎儿心率过低或过高。

③子宫异常：子宫过小、疤痕子宫或子宫畸形；宫颈口过松；孕妇患活动期生殖器疱疹感染。

④多胎妊娠。

⑤胎盘及脐带异常：前置胎盘、胎盘早剥、脐带脱垂等。

（2）危及孕妇

①产道异常，如骨盆狭窄等；胎儿过大，孕妇骨盆无法容纳胎头。

②产程过长；或产程停滞，胎儿从阴道娩出困难。

③胎位异常，如横位、臀位，尤其是胎足先入盆、持续性枕后位等。

④高龄产妇（年龄大于 40 岁）。

⑤孕妇处于危急状态，如妊娠毒血症、先兆子痫、子痫、高血压等。

⑥其他：母儿血型不合；生殖道瘘管或子宫脱垂，经手术修补后妊娠者；先兆子宫破裂；有剖宫产史等。

宝妈们注意，只要符合以上其中一条的，都需要剖宫产。宝妈们应当提前了解孕期常识，结合自己的情况，关键时刻当机立断。

❋ 初产妇注意事项

初产妇从出现生产信号开始到正式分娩，历时 8 ～ 14 小时，也有例外的（1 小时以内宝宝出生）。从宫颈口开 3cm 到宫颈口全开（10cm），初产妇需要 0.5 ～ 2 小时，也有例外的（短于或长于这个时间）。所以，到了预产期，请到医院待产为好，以防出现意外。

❋ 经产妇注意事项

顺产过宝宝的孕妈，再次生产的时间会很短，要提前到医院待产，以免生产太快而出现意外。有了生产信号，如阴道见红，或羊水早破，或宫缩腹痛，或感觉要大便，就是要生产了，请不要随意走动，赶紧叫医生，快的话几分钟宝宝就会被生出来。

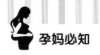

❋ 胎盘娩出情况

胎儿娩出后，10～15分钟后胎盘娩出。胎盘娩出后，有的人会并发出血、感染等，当注意。

✎ 分娩中常见问题处理

下面介绍分娩中常见问题的处理方法，孕妈要根据各自的体质和具体情况，辨证调理。如何判断体质是寒、是热，还是阴虚，详见基础知识篇"三种辨证分型和表现特点"。

❋ 难产

产力异常，包括子宫收缩乏力、子宫收缩过强。产道异常，包括骨产道异常、软产道异常。胎儿异常，包括胎位异常、胎儿过大。为了早点了解自己是否具备顺产的条件，一定要按时孕检，做到心中有数，提前选择医院，规划生产方式。

分娩时出现难产，应迅速做出决断，是剖宫产还是侧切，还是用产钳等。时间就是生命，关乎胎儿和孕妈日后的健康。危急时刻，在选择保大人还是保孩子生命时，应选择保大人生命。

❋ 产后出血

孕妈产后24小时内出血量超过500mL，剖宫产时超过

1000mL，占产妇死亡原因的首位，需要立即抢救，采取止血、输血、切除子宫等措施。所以，孕前、孕期应该好好调理体质，让身体经络气血在正常范围内运转，可避免诸多险情的发生。

产后出血的原因有以下两种：

（1）子宫收缩乏力，可因精神紧张、慢性病、身体虚弱、生产时体力消耗过大、妊娠高血压、宫腔感染等引起。

（2）前置胎盘，胎盘早剥，胎盘滞留，胎盘绒毛侵入子宫肌肉层，胎盘部分残留，产道裂伤，凝血功能障碍等。

❋ 羊水栓塞

羊水栓塞，指分娩或引产过程中羊水突然进到母体血液循环，引起急性肺栓塞、休克、弥散性血管内凝血（继而大出血）、肾衰等并发症，孕产妇的死亡率很高。有羊水栓塞前兆或已经发病者，请迅速做出决断，除了药物抢救外，必要时行剖宫产终止妊娠或切除子宫，越快越好，抓住抢救时机，保住生命。

❋ 子宫破裂

在妊娠晚期或分娩期，子宫体或子宫下段裂开，会直接威胁胎儿及孕妈的生命，既往有剖宫产史的孕妈风险更大。确诊后，第一时间行剖宫产终止妊娠，除了输液、输血外，根据子宫破裂情况决定是否切除子宫等。

❋ 产道撕裂

生产时胎儿过大或产妇用力过猛，可导致产道撕裂。裂伤分为Ⅰ度、Ⅱ度、Ⅲ度，需要医生缝合、消炎处理。

待伤口完全愈合后，横搓小腹30分钟，每日1～2次。宝妈可根据各自的体质，辨证推拿调理。此法可消炎、消肿、生肌长肉，促进伤口愈合；活血化瘀，预防伤口瘢痕增生。

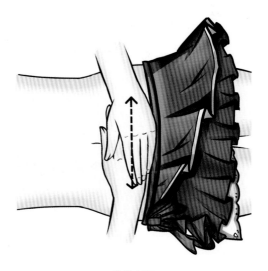

横搓小腹

（1）体热型

【穴方326】肾水10分钟，泻天河水7分钟，每日重复操作，连续推2次，推拿7～10天。

忌食热、温、烤、炸、焙烙、燥、干之品，忌受热。

（2）体寒型

【穴方327】上三关10分钟，二人上马5分钟，每日重复操作，连续推2次，推拿7～10天。

忌食生、冷、寒、凉之品，忌着凉。

产后月子篇

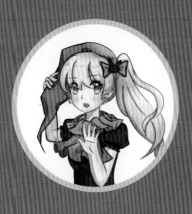

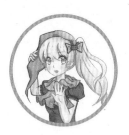

如何坐月子

坐月子通常是 30 天，身体基本恢复。要想五脏六腑恢复得更好，100 天内都是宝妈身体恢复的关键期。产后坐月子是非常必要的，因为生产消耗宝妈太多的体能，全身毛孔、骨节都会打开，此时不能劳累，不能熬夜，不能生气，不能提重物，不能碰凉水，牙齿不能咬硬或凉的东西，保证充足的睡眠。只有好好休养，才能恢复五脏六腑的气血，有充足的乳汁喂养宝宝，更好地使体内激素更替复原。

月子期间不要大鱼大肉，以防肠胀气。生产 1 周后慢慢从肉汤喝起，而且要根据体质选择肉汤的种类。如何坐月子，每个地区的习俗都不一样。有的地区月子期间必须喝酒、必须吃鲫鱼、必须吃猪脚、必须狂吃鸡蛋、必须每天吃一只鸡、必须吃鱼虾、必须多吃肉、不能洗澡、不能刷牙、必须捂出大汗、必须关窗关门等，这些都是误区。

食物该怎么选？根据宝妈的体质选择食物才是正确的方法。体质热者就不能吃热性的食物，否则体质会更热，乳汁的性质也会变热，宝宝吃了体质会变热，出现热性湿疹、便血、夜啼、呼吸道症状等，宝妈也容易患乳腺炎、便秘等症。热性体质的宝妈应该选择中性或偏寒凉性的食物煮热了吃。

体质寒者则不能吃寒凉性的食物，否则体质会更寒，乳汁的性质也会变寒，宝宝吃了体质会变寒，出现寒性湿疹、肠绞痛、腹泻等症状。寒性体质的宝妈应该选择中性或偏温热性的食物煮热了吃。所以说，不是所有人群坐月子都适合吃同一种食物。

坐月子期间，室内需要恒温，温度适中。如果太冷，宝妈

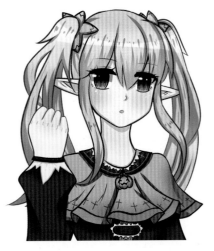

和孩子容易感受寒邪而患病；如果太热，宝妈易中暑、发烧、头痛，甚至有生命危险。

关于室内环境，要及时通风换气。通风时，宝妈可以到没有风的房间躲避一会，待房间温度适宜后再回去。房间要轮流通风，迎接新鲜空气，以免空气污浊而缺氧，对大人、孩子的大脑有害。

关于洗澡，顺产后 10 天内不要洗头、洗澡，10 天后可以洗澡但不可坐浴，以免感染，请选择淋浴，注意一定不能着凉。剖宫产的妈妈，伤口愈合前不能洗澡，以防感染，除非伤口处防水措施做得非常好。月子期间不能洗澡时，可以每天在暖和的环境下，用温热水擦身和擦洗外阴，因为产后恶露要排 30 ~ 45 天，保持外阴清洁很重要，以免细菌滋生。

关于刷牙，既然能咀嚼食物，自然可以刷牙。不刷牙，食物残渣会腐蚀牙齿，容易发生龋齿。坐月子期间，建议每天刷牙两次，牙刷要用软毛刷，漱口水用温热的就好。

关于盖多少衣被，以舒服为度。月子期间不要捂得大汗淋漓，此时毛孔总是开着的，不仅容易感受外邪，还容易引起阴虚。汗液为血液所化生，汗多血虚，血为阴精，阴虚则内热。

📝 了解产后妈妈身体变化

✳ 腹部变化

产后松弛的腹部肌肉皮肤开始恢复，此时捆上束腹带，帮助腹部尽快收紧。产后腹壁上的中线色素很快消失，但妊娠纹会永久存在，个别妈妈腹直肌分离，需要及时调理。

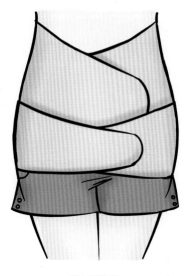

捆上束腹带

✳ 子宫变化

产后子宫体逐渐恢复缩小，1.5 个月后恢复到孕前大小。表层蜕膜形成恶露排出体外，深层蜕膜 1.5 个月时完全生长出新的

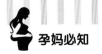

子宫内膜。子宫颈口产后 1 周左右关闭。产后 1 个月,子宫颈的大小完全恢复,顺产妈妈的宫颈口变为"一"字形,剖宫产妈妈除外。月子期间不要下蹲,不要提重物,以免增加腹压而使子宫下垂。

✳ 卵巢变化

雌激素在产后 1 周左右恢复。产后哺乳者,4 ～ 6 个月排卵,即使哺乳期没有月经,也不代表不能怀孕,此时避孕很有必要。产后不哺乳者,1.5 ～ 2.5 个月排卵并恢复月经,同样需要避孕。下次再孕,最好间隔 2 ～ 3 年。

✳ 阴道变化

产后阴道黏膜皱襞 3 周后恢复,阴道壁肌张力逐渐恢复,但产后阴道肌肉会比产前松弛很多,而且不可逆。

✳ 顺产后外阴变化

分娩使外阴水肿,3 天左右消失。外阴撕裂或侧切缝合 1 周内愈合。初产妈妈处女膜完全撕裂。

✳ 乳房变化

孕期开始,乳腺逐渐增生,乳房变大,个别孕妈孕期乳房就有乳汁分泌。分娩后，在催乳素的作用下，乳房分泌乳汁，多让宝宝吸吮，促进泌乳素和缩宫素的分泌。

☀ 汗液变化

产后疲劳，肾气不足，心血亏虚，收敛不住汗液则大汗淋漓，分娩后 1 周内汗多为正常现象，多喝水、喝汤、喝粥，及时补充体液。正常情况下，汗出可慢慢收敛。若一直汗出不收，则需要干预，以免体液丧失过多，导致心血、肝血不足，进而影响产乳。

推拿用穴调理

【穴方 328】揉肾顶 30 分钟，早、晚各 1 次。

✎ 产后护理

☀ 顺产后护理

产后及时排尿，减少膀胱对子宫的压迫。外阴没有缝合者，每次大小便后用温水清洗，避免感染。外阴有缝合者，每次小便后用碘伏消毒，保持外阴部透气、干爽，不能捂着。第二天应该起来稍做活动。该让宝宝吸吮乳汁了，促进乳汁分泌，也促进宫缩。宫缩时有些痛，属正常现象。哺乳时注意保暖，腰部不要着凉。

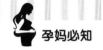

✳ 剖宫产后护理

剖宫产是个大手术，术后需要好好休养，争取第二天捆好束腹带。慢慢下地活动，减少肠胀气和子宫粘连。子宫收缩和剖宫产切口都会引起腹痛，能忍受的情况下，尽量不打镇痛药，以免影响子宫的收缩和恢复。擦洗身体时，水不要碰到切口，以免感染。产生乳汁了，尽快让宝宝吸吮，也会促进宫缩和乳汁分泌。

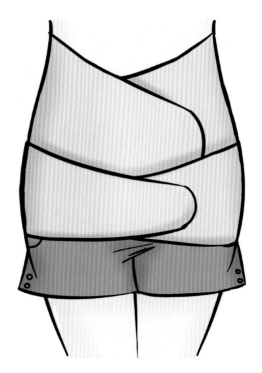

捆好束腹带

产后不适的调理

下面详细介绍产后不适的调理方法，宝妈要根据各自的体质，辨证推拿调理。如何判断体质是寒、是热，还是阴虚，参见基础知识篇"三种辨证分型和表现特点"。

❋ 尿 闭

尿闭，指产后不排尿或排出很少的尿，膀胱胀急。

（1）体热型

【穴方329】二人上马10分钟，泻小肠10分钟，每日重复操作，连续推3次，推到排尿正常为止。

忌食热、温、烤、炸、焙烙、燥、干之品，忌受热。

（2）体寒型

【穴方330】补脾土12分钟，外劳宫12分钟，每日重复操作，连续推3次，推到排尿正常为止。

忌食生、冷、寒、凉之品，忌着凉。

❋ 子宫脱垂

子宫脱垂，按照严重程度可分为Ⅰ度、Ⅱ度、Ⅲ度。Ⅰ度、Ⅱ度脱垂可以调理好，Ⅲ度脱垂建议手术切除。产后妈妈子宫处在恢复期，不能久蹲、久坐、久站、提重物，不能劳累，否则容易导致子宫脱垂。如果产后妈妈元气大伤，中气下陷，也会导致子宫脱垂。

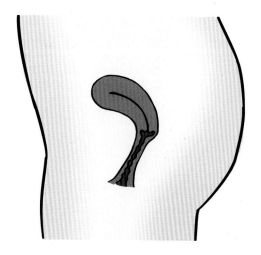

正常子宫

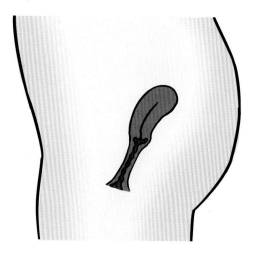

子宫脱垂Ⅰ度

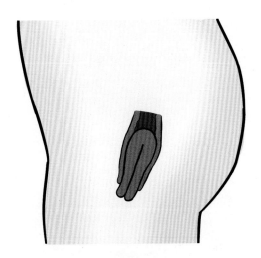

子宫脱垂Ⅱ度

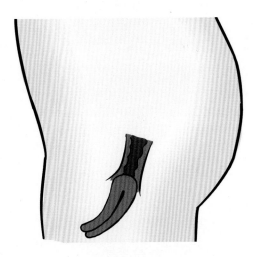

子宫脱垂Ⅲ度

子宫脱垂，可通过以下 4 种方法进行调理。

调理方法 1

【穴方 331】捆好束腹带，天天练习提肛缩肾（慢慢深吸气时，肛门周围的肌肉慢慢向上提；慢慢呼气时，慢慢放下肛门周围的肌肉），锻炼盆底肌肉来恢复子宫。每次锻炼 15 ～ 30 分钟，早、中、晚各 1 次。

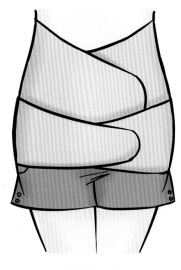

捆好束腹带

调理方法 2

躯干分型推法或搓法。根据体质的不同，选择不用的调理方法。

（1）阳虚型

【穴方 332】向上推小腹 30 分钟，每日早、中、晚各 1 次；向上推腰骶部 30 分钟，每日早、中、晚各 1 次。

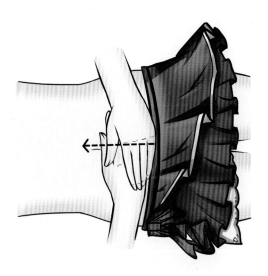

向上推小腹

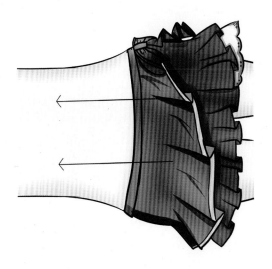

向上推腰骶部

（2）阴虚型

【穴方 333】小腹和腰骶部各横搓 30 分钟，每日早、中、晚各 1 次。

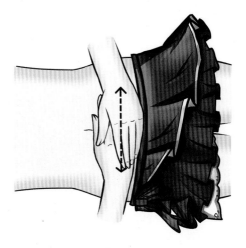

横搓小腹

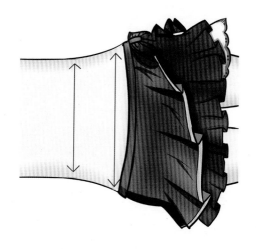

横搓腰骶部

调理方法 3

根据体质的不同，分型推拿调理。

（1）阳虚型

【穴方334】顺运内八卦10分钟，补肺金10分钟，每日重复操作，连续推2次。可以配合方法1和方法2中的阳虚型操作。

忌食生、冷、寒、凉之品，忌着凉。

（2）阴虚型

【穴方335】肾水30分钟，二人上马6分钟，每日重复操作，连续推2次。可以配合方法1和方法2中的阴虚型操作。

忌食热、温、烤、炸、焙烙、燥、干之品，忌受热。

调理方法 4

放置子宫托（请到医院咨询医生），只是不让子宫继续脱垂（治标），不能让脱垂彻底治好。

✳ 乳汁少

产后催乳素增加，产生乳汁，哺育宝宝。乳汁的多少和质量，与宝妈的体质、饮食、睡眠、情志密切相关。要想乳汁多、质量好，宝妈必须保持自身健康，如果身体不健康，乳汁也随之不健康。乳汁少或没有乳汁，需要给宝宝添加奶粉，以免影响孩子的生长发育。

宝妈如果睡眠充足，不生气，正常饮食，不吃回奶食物，正常情况下乳汁会多起来。有乳汁的前提，一定是宝妈气血充足，经络畅通。如果宝妈经常生气，肝郁气滞；或肝阴血亏损：体内寒大，寒凝血瘀；熬夜、过劳、进食不足等，乳汁均会减少。

下奶食疗方：①体质寒者：适当多喝点鸡汤、牛肉汤、羊肉汤、鲫鱼汤、红糖水、木瓜汤等。②体质热者：适当多喝点乌鸡汤、三红汤（一大把生的红皮花生米、赤小豆、枸杞子，每天煮水代茶饮）、猪蹄汤、猪皮汤、各种骨头汤（骨头上不要有肉）。

根据不同的体质，分型推拿调理。

（1）体寒型

【穴方336】肾水12分钟，分阳11分钟，每日重复操作，连续推2次，直到乳汁充足为止。

忌食生、冷、寒、凉之品，忌着凉。

（2）体热型

【穴方337】肾水15分钟，二人上马12分钟，每日重复操作，连续推2次，直到乳汁充足为止。

忌食热、温、烤、炸、焙烙、燥、干之品，忌受热。

❋ 乳腺炎

乳腺炎，表现为发烧，乳房胀痛硬，严重者会化脓，若化脓则需要到医院处理。如果没有化脓，可采用热敷的方法，或用热水熏乳盘40分钟，每日2～3次，注意不要熏乳头和乳晕。

如果乳盘比较热，可采用冰敷法，注意冰放在患处的时间不能太久，以免冻伤。冰敷患处1秒后，将冰块拿下来，等3秒后再冰敷，这样反复操作30分钟，每日1～2次。

此外，还可进行乳盘按摩，可多做些时间，起到活血的作用，促进乳汁排出。

注意：乳腺炎患者，请尽量用吸奶器吸出乳汁，不然乳汁堵住乳腺，越堵症状越厉害。

根据不同的体质，分型推拿调理。

（1）体热型

【穴方338】新小横纹16分钟，下六腑10分钟，每日重复操作，连续推2～3次。

忌食热、温、烤、炸、焙烙、燥、干之品，忌受热。

（2）体寒型

【穴方339】分阳10分钟，上三关10分钟，每日重复操作，连续推2～3次。

忌食生、冷、寒、凉之品，忌着凉。

✳ **关节疼痛**

关节疼痛，越早调理，预后越好。因为生产时毛孔、骨骼打开，这时最容易感受风邪、寒邪，骨关节又是气血不容易到达之处，邪气不易祛除，时间久了就会关节肿胀、不灵活、活

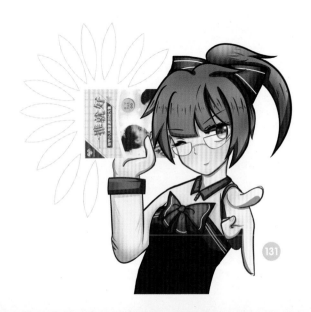

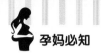

动受限、关节变形、疼痛等。但也不要因为怕受凉就穿得或盖得太多，这样反而出汗过多，伤了阴血，而且毛孔一直处于开放状态，更容易感受邪气。总之，觉得舒适就好。

调理方法：将 60° 左右的白酒烫至温热，擦或泡患处 15 分钟，可起到活血化瘀的作用。每日重复操作，连用几个月，直到症状消失为止。

根据不同的体质，分型推拿调理。

(1) 体热型

【穴方 340】下六腑 10 分钟，肾水 12 分钟，每日重复操作，连续推 2 次。

忌食热、温、烤、炸、焙烙、燥、干之品，忌受热。

(2) 体寒型

【穴方 341】外劳宫 10 分钟，分阳 10 分钟，每日重复操作，连续推 2 次。

忌食生、冷、寒、凉之品，忌着凉。

✳ 便 秘

产前既往有便秘史，偏热或偏寒体质，或产后气血亏虚，盆底肌松弛，均可导致肠道推动无力而致便秘。

调理方法：产后适当运动；有伤口者待伤口痊愈后做提肛缩肾运动（详见"子宫脱垂"的调理方法）；经常横搓腹部，改善肠道蠕动；保证充足的睡眠；不生气，不着急上火。

根据不同的体质，分型推拿调理。

（1）实火型

【穴方342】泻大肠10分钟，泻肺金10分钟，每日重复操作，连续推2次。

忌食热、温、烤、炸、焙烙、燥、干之品，忌受热。

（2）阴虚型

【穴方343】肾水20分钟，清天河水7分钟，每日重复操作，连续推2次。

忌食热、温、烤、炸、焙烙、燥、干之品，忌受热。

（3）阳虚型

【穴方344】补大肠10分钟，补肺金10分钟，每日重复操作，连续推2次。

忌食生、冷、寒、凉之品，忌着凉。

☀ 恶露过多

恶露是产后子宫坏死的蜕膜脱落，伴随着血液经阴道流出，血色逐渐变淡，持续1～1.5个月，总流血量250～500mL，有血腥味，无臭味。若有臭味，可能是胎盘残留或胎膜感染，必须去医院处理。排除感染等原因，恶露过多与身体气血运行异常有关，需辨证调理。

根据不同的体质，分型推拿调理。

（1）实火型

【穴方345】阳池10分钟，下六腑10分钟，每日重复操作，连续推2次。

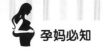

忌食热、温、烤、炸、焙烙、燥、干之品，忌受热。

（2）阳虚型

【穴方346】补脾土10分钟，顺运内八卦10分钟，每日重复操作，连续推2次。

忌食生、冷、寒、凉之品，忌着凉。

宝妈断奶、美容、瘦身篇

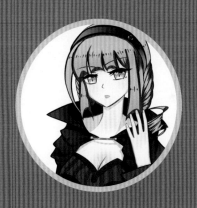

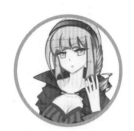

何时断奶好

除了宝妈有特殊疾病需要提早断奶外，通常在宝宝 14 个月左右（大磨牙长出来之后）考虑断奶。这时宝宝可以自己用磨牙磨碎食物了，能更好地消化了。在宝宝的磨牙长出来前，添加的辅食、谷类应该煮得烂烂的，菜打成浆煮熟吃，可帮助消化。如果宝宝整吃整拉，是因为宝宝的胃还不会识别不是乳糜状的东西，会被直接排入大肠，影响营养素的吸收。

如何断奶？首先，减少母乳次数，逐渐加入奶粉，宝宝能吃奶粉了，就可以立即断奶。不要让孩子过度依赖妈妈，让家人多带宝宝，这样 1～2 天不看到妈妈，孩子也不会太痛苦，自然奶就断了。当然，孩子有病了，可暂缓断奶，以免宝宝身心受罪。

断奶妙方：断奶期间不要吃发奶食物，多余的乳汁每天挤掉一次，不要频繁挤奶，这样反而会催奶。适当吃点其他回奶食物，比如山楂、香菜、辣椒、大蒜、芥末、韭菜等，可以适当喝点咖啡、浓茶等。

方法 1

【穴方 347】生的大麦芽 60～90g，每天煮水代茶饮，至少喝 1 周。

方法 2

【穴方 348】花椒 15g，煮水代茶饮，喝 1 周。

方法 3

【穴方 349】用纱布缝两个纱布口袋，每个口袋里装芒硝125g，摊平，将口袋系好，分别放在两个乳房上，一天一换，至少连用 1 周。

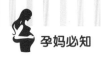

🖊 美容妙法

正常衰老是规律，但提前衰老是身体气血衰弱的表现，需要调理。在这里推荐延缓衰老、让宝妈们靓靓的妙法。在做好作息、情绪和饮食管理的基础上进行推拿调理才会有效。

熬夜会使肝血少，导致血瘀；生气会使气血运行不畅通，或局部气血停滞；过度吃辣会消耗肝血；常喝冷饮致寒邪内停；辐射使皮肤受到伤害；本身是湿热或寒湿体质，脸上生痘、成癍、皮肤松弛等，影响美观。

黄褐斑：很多宝妈的脸上出现黄褐斑，颧骨处居多，个别宝妈满脸都是，有的宝妈生完孩子会自愈，有的宝妈则无法自愈。有些宝妈怀孕期间没长癍，产后没保养好却长癍了。

痘痘：青春期孩子、孕妈、中年男女，都是脸上长痘的人群，因身体水液代谢失调而引起。

皮肤松弛：气血亏虚，不能上呈濡养脸部，导致皮肤脂肪塌陷而出现皱纹。

调理方法 1

【穴方 350】向两边抹脸，脸上涂上润肤露之类的，双手掌分别从鼻梁两侧开始分别向相反方向分推，每次 15～30 分钟，每日 2～3 次。根据癍的轻重，坚持调理几个月到一年不等。

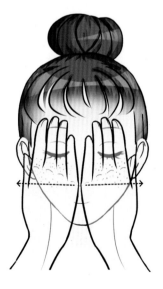

向两边抹脸

调理方法 2

（1）实火型

【**穴方351**】精宁 10 分钟，新小横纹 10 分钟，每日重复操作，连续推 2 次。平躺着向下推胸腹 30 分钟，早、晚各 1 次。

忌食热、温、烤、炸、焙烙、燥、干之品，忌受热。

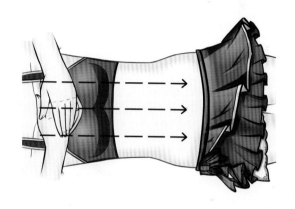

向下推胸腹

（2）虚寒型

【**穴方352**】新小横纹 7 分钟，上三关 10 分钟，每日重复操作，连续推 2 次。平躺着上下来回推胸腹或横搓腹部 30 分钟，早、晚各 1 次。

忌食生、冷、寒、凉之品，忌着凉。

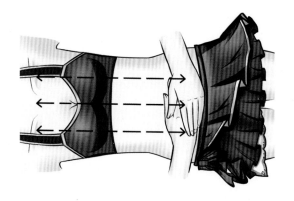

上下来回推胸腹

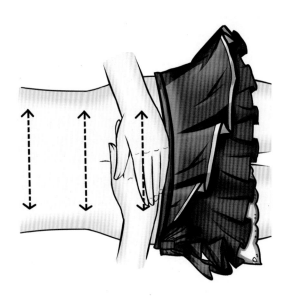

横搓腹部

如何应对产后脱发、白发

发为血之余，"发"的情况可提示肝血是否充盈，肾精是否匮乏。不管是孕期、哺乳期、孩童期还是青壮年期，大把掉发，或早早发白，提示肝、肾为病，脏腑气血失衡。此时身体已经发出了信号，肝肾血亏，上焦头部气血不足，不能很好地濡养毛发，需要及早干预，以免脏腑病深而发展为大病。

调理方法1

【穴方353】十指干梳头。头顶：从前向后，再从后向前，来回梳。头两侧：从中间向两侧，再从两侧向中间，来回梳。

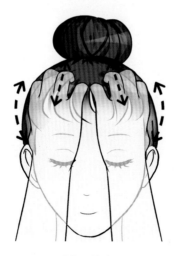

十指干梳头

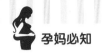
调理方法 2

（1）阴虚型

【穴方 354】清板门 7 分钟，肾水 30 分钟，每日重复操作，连续推 2 次。

【食疗】三红汤，适当多吃黑色食物。

忌食热、温、烤、炸、焙烙、燥、干之品，忌受热。

（2）阳虚型

【穴方 355】补小肠 10 分钟，补脾土 10 分钟，每日重复操作，连续推 2 次。

【食疗】阳虚补血汤：红皮花生米一大把，赤小豆一大把，红糖一勺，煮水代茶饮。

忌食生、冷、寒、凉之品，忌着凉。

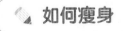 如何瘦身

请在断奶后瘦身。

1. 坐月子、哺乳期都不要贪食，不要多吃甜食，不要吃含油量大的食物。

2. 每天走路至少 2 公里。

3. 快速横搓腹部（如果你属体寒），或快速上下来回推腹部（不确定自己属体寒还是体热），或快速向下推腹部（确定自己属体热），每次 30～60 分钟，每日 2 次。

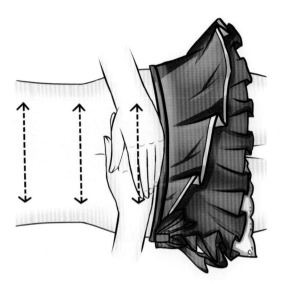

横搓腹部

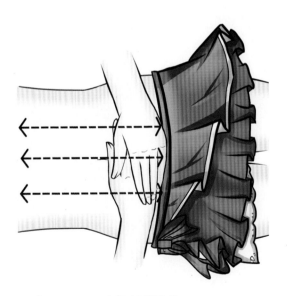

上下来回推腹部

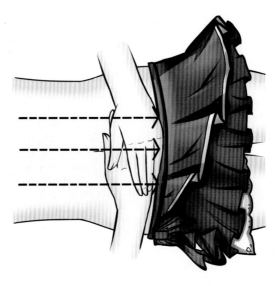

向下推腹部

4. 断奶后每天两顿饭，晚饭不吃，因为晚上阴气盛，消化食物需要足够的阳气。吃宵夜会增加脾胃的负担，湿饮存留体内，导致发胖。请早点推腹睡觉吧！

5. 锻炼腹部肌肉：腿和手臂伸直，做仰卧起坐，消耗脂肪。

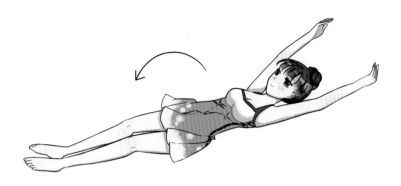

仰卧起坐

6.锻炼侧腰部肌肉：坐着，双腿抬起，双手握拳，身体向右转一下，再向左转一下，反复做，消耗脂肪。

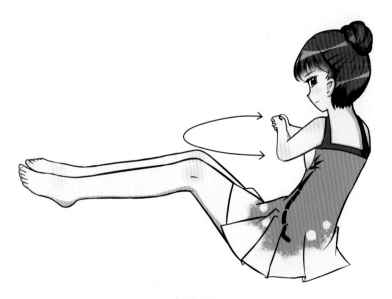

侧腰运动

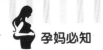

产后瘦身一定要有信心、有毅力，能够控制自己的欲望，包括过度食欲、晚睡欲、过度娱乐欲、工作欲等，坚持下去，一定会见到成效的。

我自己的瘦身经历：怀孕前 48kg，产前增至 73.5kg，产后开始瘦身，连续推腹 8 个月，配合腹部运动，再加上不吃晚饭，瘦身成功。

附
篇

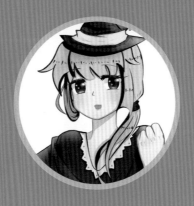

常见食物属性表

根据体质选择适合自己的食物，才会吃出健康。体质热者，选择偏寒凉或中性的食物；体质寒者，选择偏温热或中性的食物。

常见食物属性表

	温热性	寒凉性	中性
粮食类	小麦面粉、糯米、高粱、燕麦、紫米、黑米、西米、大黄米、莲子、黄豆及油炸、煎、烘烤、焙烙食物等	荞麦、大米、小米、大麦、青稞、绿豆、薏米等	玉米、红薯、芋头、黑豆、白芸豆、赤小豆等
蔬菜类	白扁豆、芥菜、香菜、辣椒、韭菜、韭黄、南瓜、蒜苗、蒜薹、大蒜、葱、姜、熟藕、香椿、四季豆、胡萝卜、洋葱等	豆腐、大白菜、芹菜、冬瓜、萝卜、生藕、苋菜、黄瓜、苦瓜、茄子、丝瓜、荠菜、紫菜、海带、竹笋、茼蒿菜、土豆、绿豆芽、菠菜、油菜、空心菜、莴笋、西红柿、小白菜、花菜、黄豆芽等	卷心菜、姜豆、黑木耳、银耳、山药、蚕豆、毛豆、扁豆、豌豆、葫芦、莲藕等
动物类	鸡肉、鸡蛋黄、羊肉、狗肉、牛肉、黄鳝、鲫鱼、雀肉、鹅蛋、猪肝、海鱼或河鱼、海虾或河虾、蟹、海参等	乌鸡肉、鸭肉、鸭蛋、兔肉、马肉、蛤蚧、动物血、鸡蛋白、青鱼等	猪肉、鹅肉、鸽子肉、鸽蛋、鹌鹑肉、鹌鹑蛋、燕窝、牡蛎等

续表

	温热性	寒凉性	中性
水果类	荔枝、龙眼、桃、杨梅、柠檬、杏、李子、樱桃、芒果、榴莲、橘子、金橘、菠萝、木瓜、石榴、橄榄、槟榔、山楂等	火龙果、香蕉、西瓜、梨、苹果、柚子、百合、猕猴桃、柑、橙、红毛丹、罗汉果、杨桃、香瓜、桑椹、生梨等	椰子、甘蔗、葡萄、乌梅、银杏、枇杷、芡实、海棠梨
干果类	栗子、葵花子、荔枝干、桂圆干、巧克力、核桃仁、无花果、炒花生、大枣	—	生的花生、榛子、松子、南瓜子、西瓜子、橄榄
调味品	黄豆油、酒、醋、红糖、饴糖、芥末、茴香、花椒、胡椒、大料、桂花、孜然、香菜、玫瑰花、紫苏	酱、豆豉、食盐、腐乳、酱油、冰糖、白糖	芝麻（酱）
饮品	红茶、咖啡、白酒、黄酒、可可粉、茉莉花茶、蜂蜜（热性植物的蜜）、乳汁（生气、吃热性食物者乳汁热）	绿茶、菊花茶、寒性水果的果汁、纯牛奶、纯羊奶、豆浆、蜂蜜（寒性植物的蜜）、乳汁（吃寒凉食物者乳汁凉）	乳汁（心情平和、吃中性食物者乳汁平）
入药食物	艾叶、附子、人参、黄芪、砂仁、吴茱萸、五味子、桂枝、肉桂、川芎、白术、益智仁、麻黄、孔香、鹿茸、紫苏、麝香、当归、丁香、檀香、沉香、橘皮、薄荷、防风、桔梗、乌梅、天麻、紫河车、神曲、藿香等	百合、槐花、柴胡、麦冬、苦参、升麻、黄连、滑石、石膏、海藻、沙参、丹参、芦荟、竹沥、羚羊角、茵陈、黄柏、龙胆草、枸杞子、蒲公英、黄精、石斛等	甘草、桃仁、枇杷叶、芡实等

胎儿发育表

12周前胎儿很小，体重从13周开始计算，参照B超单数据，只要相差不大，不必担心。

12周前胎儿的大小

孕周	胎儿的大小
4周	0.2cm
5周	0.4cm
6周	0.85cm
7周	1.33cm
8周	1.66cm
9周	2.15cm
10周	2.83cm
11周	3.62cm
12周	4.58cm

根据13周开始的孕周与胎儿大小对照表，以及胎儿双顶径、腹围和股骨长来计算胎儿的体重。

胎儿的体重（g）= 1.07×双顶径（cm）×双顶径（cm）×双顶径（cm）+ 0.3×腹围（cm）×腹围（cm）×股骨长（cm）

胎儿B超相对应的孕周、双顶径、腹围、股骨长的正常参考值

单位：cm

孕周	双顶径（平均值）	腹围（平均值）	股骨长（平均值）
13周	2.52±0.25	6.90±1.65	1.17±0.31
14周	2.83±0.57	7.77±1.82	1.38±0.48
15周	3.23±0.51	9.13±1.56	1.74±0.58
16周	3.62±0.58	10.32±1.92	2.10±0.51
17周	3.97±0.44	11.49±1.62	2.52±0.44
18周	4.25±0.53	12.41±1.89	2.71±0.46
19周	4.52±0.53	13.59±2.30	3.03±0.50
20周	4.88±0.58	14.80±1.89	3.35±0.47
21周	5.22±0.42	15.62±1.84	3.64±0.40
22周	5.45±0.57	16.70±2.23	3.82±0.47
23周	5.80±0.44	17.90±1.85	4.21±0.41
24周	6.05±0.50	18.74±2.23	4.36±0.51
25周	6.39±0.70	19.64±2.20	4.65±0.42
26周	6.68±0.61	21.62±2.30	4.87±0.41
27周	6.98±0.57	21.81±2.12	5.10±0.41
28周	7.24±0.65	22.86±2.41	5.35±0.55
29周	7.50±0.65	23.71±1.50	5.61±0.44
30周	7.83±0.62	24.88±2.03	5.77±0.47
31周	8.06±0.60	25.78±2.32	6.03±0.38
32周	8.17±0.65	26.20±2.33	6.43±0.49
33周	8.50±0.47	27.78±2.30	6.52±0.46
34周	8.61±0.63	27.99±2.55	6.62±0.43
35周	8.70±0.55	28.74±2.88	6.71±0.45
36周	8.81±0.57	29.44±2.83	6.95±0.47
37周	9.00±0.63	30.14±2.17	7.10±0.52
38周	9.08±0.59	30.63±2.83	7.20±0.43
39周	9.21±0.59	31.34±3.12	7.34±0.53
40周	9.28±0.50	31.49±2.79	7.40±0.53

孕妈体重增长表

如何计算孕前标准体重？孕前标准体重（kg）＝身高（m）^{2}×21。比如，身高1.6m，孕前标准体重＝1.6×1.6×21＝53.76kg。

如何计算肥胖度？肥胖度＝（孕前实际体重－标准体重）×100%。＜20%为偏瘦，20%～24%为正常，24%～26.4%为略胖，＞26.4%为过胖。

孕10周前，孕妈的体重没有太大的变化；孕10周后，孕妈的体重变化较大。具体变化如下表：

孕10周后孕妈体重增长表

孕周	体重变化情况
孕10周	体重增加1.25kg
孕14周	体重增加2.5kg
孕16周	体重增加3.5kg
孕18周	体重增加5kg
孕20周	体重增加6kg
孕22周	体重增加7kg
孕24周	体重增加8kg
孕26周	体重增加8.75kg
孕28周	体重增加10kg
孕30周	体重增加11kg
孕32周	体重增加12kg
孕34周	体重增加13kg
孕36周	体重增加14kg
孕38周	体重增加15kg
孕40周	体重增加16.5kg

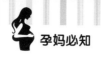

产后标准体重表

产后去掉宝宝、羊水及胎盘的重量，立刻会瘦 5kg 左右。月子期间，产后宝妈要代谢掉怀孕时体内过多的水分（2kg 左右），代谢掉孕期增加的脂肪（3kg 左右），体重正常范围表如下。

成年女性身高、体重标准对照表

身高（cm）	营养不良	较低体重（kg）	正常体重（kg）	超重（kg）	肥胖
140.0～140.9	<36.5	36.5～42.4	42.5～50.6	50.7～53.3	≥53.4
141.0～141.9	<36.6	36.6～42.9	43.0～51.3	51.4～54.1	≥54.2
142.0～142.9	<36.8	36.8～43.2	43.3～51.9	52.0～54.7	≥54.8
143.0～143.9	<37.0	37.0～43.5	43.6～52.3	52.4～55.2	≥55.3
144.0～144.9	<37.2	37.2～43.7	43.8～52.7	52.8～55.6	≥55.7
145.0～145.9	<37.5	37.5～44.0	44.1～53.1	53.2～56.1	≥56.2
146.0～146.9	<37.9	37.9～44.4	44.5～53.7	53.8～56.7	≥56.8
147.0～147.9	<38.5	38.5～45.0	45.1～54.3	54.4～57.3	≥57.4
148.0～148.9	<39.1	39.1～45.7	45.8～55.0	55.1～58.0	≥58.1
149.0～149.9	<39.5	39.5～46.2	46.3～55.6	55.7～58.7	≥58.8
150.0～150.9	<39.9	39.9～46.6	46.7～56.2	56.3～59.3	≥59.4
151.0～151.9	<40.3	40.3～47.1	47.2～56.7	56.8～59.8	≥59.9
152.0～152.9	<40.8	40.8～47.6	47.7～57.4	57.5～60.5	≥60.6
153.0～153.9	<41.4	41.4～48.2	48.3～57.9	58.0～61.1	≥61.2
154.0～154.9	<41.9	41.9～48.8	48.9～58.6	58.7～61.9	≥62.0
155.0～155.9	<42.3	42.3～49.1	49.2～59.1	59.2～62.4	≥62.5
156.0～156.9	<42.9	42.9～49.7	49.8～59.7	59.8～63.0	≥63.1
157.0～157.9	<43.5	43.5～50.3	50.4～60.4	60.5～63.6	≥63.7
158.0～158.9	<44.0	44.0～50.8	50.9～61.2	61.3～64.5	≥64.6
159.0～159.9	<44.5	44.5～51.4	51.5～61.7	61.8～65.1	≥65.2

续表

身高（cm）	营养不良	较低体重（kg）	正常体重（kg）	超重（kg）	肥胖
160.0～160.9	＜45.0	45.0～52.1	52.2～62.3	62.4～65.6	≥65.7
161.0～161.9	＜45.4	45.4～52.5	52.6～62.8	62.9～66.2	≥66.3
162.0～162.9	＜45.9	45.9～53.1	53.2～63.4	63.5～66.8	≥66.9
163.0～163.9	＜46.4	46.4～53.6	53.7～63.9	64.0～67.3	≥67.4
164.0～164.9	＜46.8	46.8～54.2	54.3～64.5	64.6～67.9	≥68.0
165.0～165.9	＜47.4	47.4～54.8	54.9～65.0	65.1～68.3	≥68.4
166.0～166.9	＜48.0	48.0～55.4	55.5～65.5	65.6～68.9	≥69.0
167.0～167.9	＜48.5	48.5～56.0	56.1～66.2	66.3～69.5	≥69.6
168.0～168.9	＜49.0	49.0～56.4	56.5～66.7	66.8～70.1	≥70.2
169.0～169.9	＜49.4	49.4～56.8	56.9～67.3	67.4～70.7	≥70.8
170.0～170.9	＜49.9	49.9～57.3	57.4～67.9	68.0～71.4	≥71.5
171.0～171.9	＜50.2	50.2～57.8	57.9～68.5	68.6～72.1	≥72.2
172.0～172.9	＜50.7	50.7～58.4	58.5～69.1	69.2～72.7	≥72.8
173.0～173.9	＜51.0	51.0～58.8	58.9～69.6	69.7～73.1	≥73.2
174.0～174.9	＜51.3	51.3～59.3	59.4～70.2	70.3～73.6	≥73.7
175.0～175.9	＜51.9	51.9～59.9	60.0～70.8	70.9～74.4	≥74.5
176.0～176.9	＜52.4	52.4～60.4	60.5～71.5	71.6～75.1	≥75.2
177.0～177.9	＜52.8	52.8～61.0	61.1～72.1	72.2～75.7	≥75.8
178.0～178.9	＜53.2	53.2～61.5	61.6～72.6	72.7～76.2	≥76.3
179.0～179.9	＜53.6	53.6～62.0	62.1～73.2	73.3～76.7	≥76.7
180.0～180.9	＜54.1	54.1～62.5	62.6～73.7	73.8～77.0	≥77.1
181.0～181.9	＜54.5	54.5～63.1	63.2～74.3	74.4～77.8	≥77.9
182.0～182.9	＜55.1	55.1～63.8	63.9～75.0	75.1～79.4	≥79.5
183.0～183.9	＜55.6	55.6～64.5	64.6～75.7	75.8～80.4	≥80.5
184.0～184.9	＜56.1	56.1～65.3	65.4～76.6	76.7～81.2	≥81.3
185.0～185.9	＜56.8	56.8～66.1	66.2～77.5	77.6～82.4	≥82.5
186.0～186.9	＜57.3	57.3～66.9	67.0～78.6	78.7～83.3	≥83.4

穴方汇总表

本书的穴方汇总表（278～355号）

【穴方278】	平躺着向下推胸腹，两手放平在前胸向下推至耻骨，反复操作20分钟（吃完饭者必须在饭后30分钟以后操作），早、晚各1次
【穴方279】	横向推胃和腹部各20分钟，早、晚各1次
【穴方280】	肾水10分钟，补脾土8分钟。每日重复操作，连续推2～3次
【穴方281】	下六腑10分钟，泻板门10分钟。每日重复操作，连续推2～3次
【穴方282】	肾水16分钟，二人上马16分钟。每日重复操作，连续推2～3次
【穴方283】	揉精宁10分钟，早、晚各1次
【穴方284】	分推阳10分钟，早、晚各1次
【穴方285】	揉肾纹10分钟，早、晚各1次
【穴方286】	上三关10分钟，早、晚各1次
【穴方287】	泻肺金10分钟，早、晚各1次
【穴方288】	补肺金10分钟，早、晚各1次
【穴方289】	泻大肠10分钟，早、晚各1次
【穴方290】	补大肠10分钟，早、晚各1次
【穴方291】	泻新四横纹10分钟，早、晚各1次
【穴方292】	补板门10分钟，早、晚各1次
【穴方293】	泻脾土10分钟，早、晚各1次

续表

【穴方294】	补脾土8分钟，早、晚各1次
【穴方295】	揉总筋10分钟，早、晚各1次
【穴方296】	补脾土10分钟，早、晚各1次
【穴方297】	泻小肠10分钟，早、晚各1次
【穴方298】	补小肠10分钟，早、晚各1次
【穴方299】	下六腑7分钟，早、晚各1次
【穴方300】	外劳宫7分钟，早、晚各1次
【穴方301】	补肾水16分钟，早、晚各1次
【穴方302】	外劳宫10分钟，早、晚各1次
【穴方303】	泻天河水10分钟，早、晚各1次
【穴方304】	顺运内八卦10分钟，早、晚各1次
【穴方305】	泻板门15分钟，早、晚各1次
【穴方306】	补脾土10分钟，早、晚各1次
【穴方307】	横搓小腹，每次30分钟，每日2～3次
【穴方308】	合谷10分钟，泻新四横纹10分钟，每日重复操作，连续推2～3次
【穴方309】	补脾土10分钟，补板门10分钟，每日重复操作，连续推2～3次
【穴方310】	逆运内八卦10分钟，新小横纹10分钟，每日重复操作，连续推2～3次
【穴方311】	补板门7分钟，补肺金7分钟，每日重复操作，连续推2～3次

续表

【穴方312】	泻天河水10分钟，二扇门10分钟，每日重复操作，连续推2～3次
【穴方313】	上三关10分钟，一窝风10分钟，每日重复操作，连续推2～3次
【穴方314】	肾水30分钟，早、晚各1次
【穴方315】	补脾土10分钟，肾水10分钟，每日重复操作，连续推2～3次
【穴方316】	阳池10分钟，下六腑10分钟，天河水10分钟，每日重复操作，连续推2～3次
【穴方317】	阳池10分钟，肾水20分钟，二人上马10分钟，每日重复操作，连续推2～3次
【穴方318】	泻板门8分钟，肾水15分钟，每日重复操作，连续推2～3次
【穴方319】	补脾土10分钟，补板门5分钟，每日重复操作，连续推2～3次
【穴方320】	肾水10分钟，下六腑10分钟，每日重复操作，连续推2次
【穴方321】	补板门10分钟，补脾土10分钟，每日重复操作，连续推2次
【穴方322】	肾水26分钟，二人上马6分钟，每日重复操作，连续推2～3次
【穴方323】	补脾土10分钟，分阳10分钟，每日重复操作，连续推2～3次
【穴方324】	下六腑7分钟，新小横纹10分钟，每日重复操作，连续推2～3次
【穴方325】	肾水10分钟，外劳宫10分钟，每日重复操作，连续推2～3次
【穴方326】	肾水10分钟，泻天河水7分钟，每日重复操作，连续推2次
【穴方327】	上三关10分钟，二人上马5分钟，每日重复操作，连续推2次
【穴方328】	揉肾顶30分钟，早、晚各1次

续表

【穴方329】	二人上马10分钟，泻小肠10分钟，每日重复操作，连续推3次
【穴方330】	补脾土12分钟，外劳宫12分钟，每日重复操作，连续推3次
【穴方331】	捆好束腹带，天天练习提肛缩肾（慢慢深吸气时，肛门周围的肌肉慢慢向上提；慢慢呼气时，慢慢放下肛门周围的肌肉），锻炼盆底肌肉来恢复子宫。每次锻炼15～30分钟，早、中、晚各1次
【穴方332】	向上推小腹30分钟，每日早、中、晚各1次；向上推腰骶部30分钟，每日早、中、晚各1次
【穴方333】	小腹和腰骶部各横搓30分钟，每日早、中、晚各1次
【穴方334】	顺运内八卦10分钟，补肺金10分钟，每日重复操作，连续推2次
【穴方335】	肾水30分钟，二人上马6分钟，每日重复操作，连续推2次
【穴方336】	肾水12分钟，分阳11分钟，每日重复操作，连续推2次
【穴方337】	肾水15分钟，二人上马12分钟，每日重复操作，连续推2次
【穴方338】	新小横纹16分钟，下六腑10分钟，每日重复操作，连续推2～3次
【穴方339】	分阳10分钟，上三关10分钟，每日重复操作，连续推2～3次
【穴方340】	下六腑10分钟，肾水12分钟，每日重复操作，连续推2次
【穴方341】	外劳宫10分钟，分阳10分钟，每日重复操作，连续推2次
【穴方342】	泻大肠10分钟，泻肺金10分钟，每日重复操作，连续推2次
【穴方343】	肾水20分钟，清天河水7分钟，每日重复操作，连续推2次
【穴方344】	补大肠10分钟，补肺金10分钟，每日重复操作，连续推2次

续表

【穴方345】	阳池10分钟，下六腑10分钟，每日重复操作，连续推2次
【穴方346】	补脾土10分钟，顺运内八卦10分钟，每日重复操作，连续推2次
【穴方347】	生的大麦芽60～90g，每天煮水代茶饮
【穴方348】	花椒15g，煮水代茶饮
【穴方349】	用纱布缝两个纱布口袋，每个口袋里装芒硝125g，摊平，将口袋系好，分别放在两个乳房上，一天一换
【穴方350】	向两边抹脸，脸上涂上润肤露之类的，双手掌分别从鼻梁两侧开始分别向相反方向分推，每次15～30分钟，每日2～3次
【穴方351】	精宁10分钟，新小横纹10分钟，每日重复操作，连续推2次。平躺着向下推胸腹30分钟，早、晚各1次
【穴方352】	新小横纹7分钟，上三关10分钟，每日重复操作，连续推2次。平躺着上下来回推胸腹或横搓腹部30分钟，早、晚各1次
【穴方353】	十指干梳头。头顶：从前向后，再从后向前，来回梳。头两侧：从中间向两侧，再从两侧向中间，来回梳
【穴方354】	清板门7分钟，肾水30分钟，每日重复操作，连续推2次
【穴方355】	补小肠10分钟，补脾土10分钟，每日重复操作，连续推2次